針灸

衛道去邪

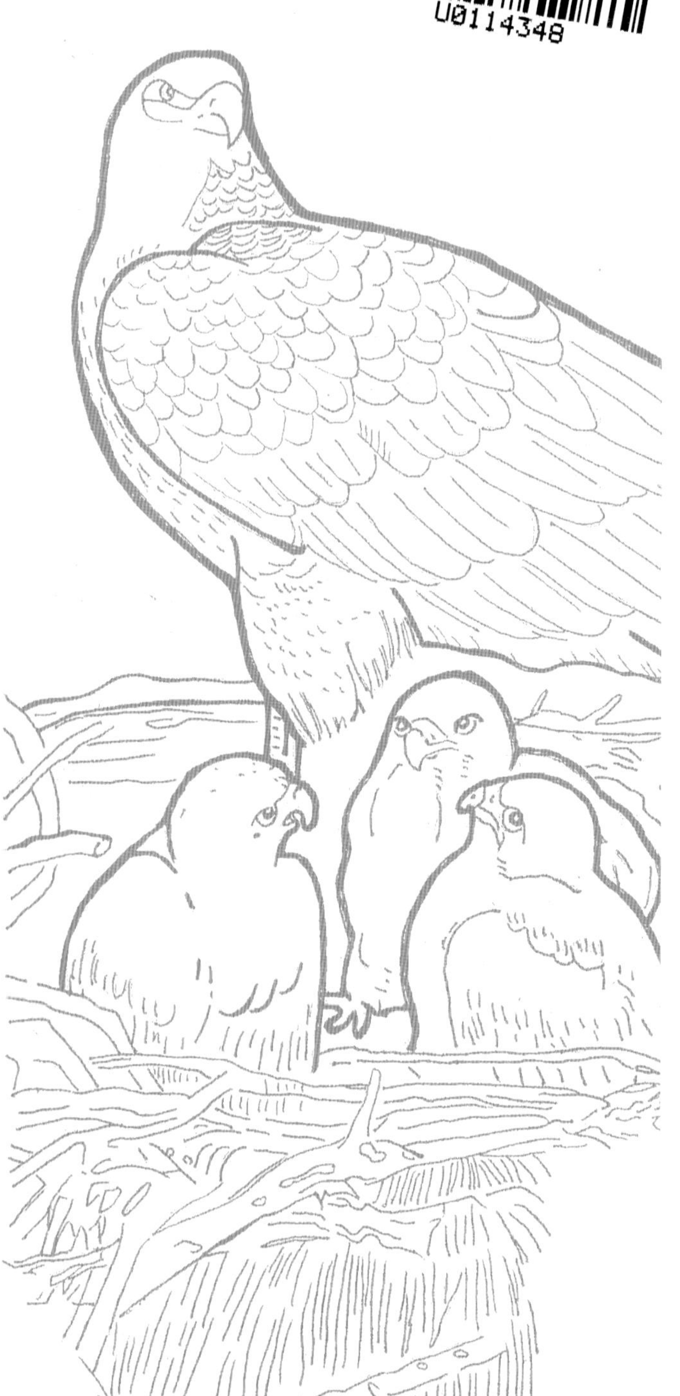

劉仲軒 著

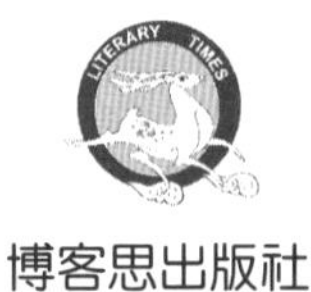

博客思出版社

序言

① 夔牛又名夔龍，生活在東海外，形似牛，而只有一足。事實上它浮於海面，遠處視之，似水牛浮於池塘，而尾鰭是横的，與魚類的豎尾鰭不同，故稱之一足，它的現代名字稱為——鯨！

② 華佗為關公刮骨療毒，不是真的用刀去刮骨頭。骨是形容深，所謂深可見骨，而古人所用的毒都是生物分泌的髒東西，是會造成繼發感染的，必須清

除。所謂中毒之後頭大如斗，死不治，這哪是中毒？這是敗血症的危候，刮骨療毒的現代名稱叫做擴創術與清創術。

③ 扁鵲柳枝接骨，也不是像現代神話中醫之輩所描述的用柳枝插入斷骨中空處以固定斷骨，或者雕成圓柱狀，以取代破碎被截取之骨，而是利用柳枝的柔韌隨曲就彎的特性，能貼服於斷骨之肢，而能牢固縛定。他的現代名稱叫做—骨折復位外固定術。自唐代以後，柳枝接骨已為小夾板固定術所取代，原因是他的治療範圍與療效均不如小夾板，而不是因

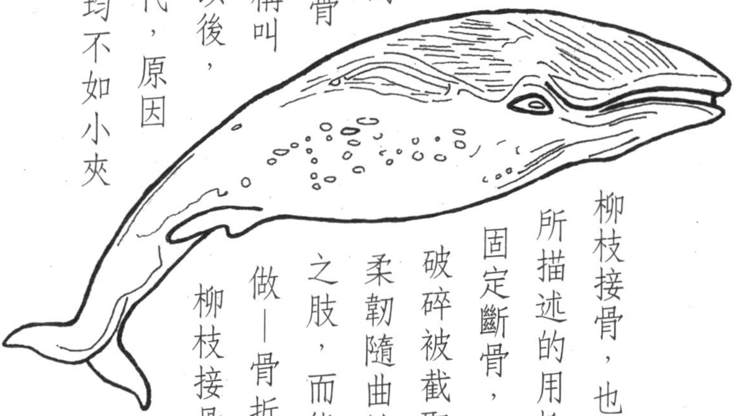

自秘不外傳而失傳。小夾板固定術早已為西醫全盤採用，西醫治骨折三主力：夾板、石膏、鋼釘（內固定術）。其中夾板佔一半以上。

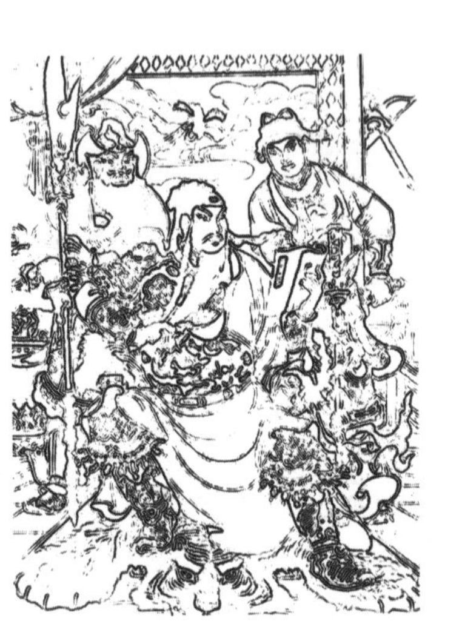

東漢蔡倫造紙以前，文字是寫在竹木片上的，所以傳世文字都力求簡潔，而歷史上經過多次文化斷代，所以現代翻譯古書經常有雞鴨同講之窘狀，而言不達意，看似合理，其實是譯者主觀的一己私見，遠非古人著述的原意，這種現象尤其在師徒傳承的手法技藝上更為嚴重，如面相、武術、丹道、針灸、中醫、風水……。

當初作者服役於海軍總醫院針灸科診治大量病患，認真的依所學醫術治病，發現所學的針灸只能暫時止痛，遇到真正的疾病則很難見效，深深恥於針灸療效過差，愧對病患的期望，決不信針灸名聲大於實效，故決心深耕針灸，於圖書館借閱眾多現代針灸名醫白話著作，相互比較後發覺，所論述的理論與針法和學校所教授是一樣的，它們都沒能掌握住古代針灸精髓，全部都是暫時緩解症狀，而很難治癒疾病。

作者痛定思痛，將黃帝內經（素問靈樞）、難經、傷寒論、針灸大成、醫宗金鑒、以及民國針灸前輩李文憲的針灸精粹，參照圖書館借閱的西醫各科臨床書籍加以比對，有疑問處，於晨時8點開始診治病患時，將同類疾病的病患分組，用不同的針法治療，比對療

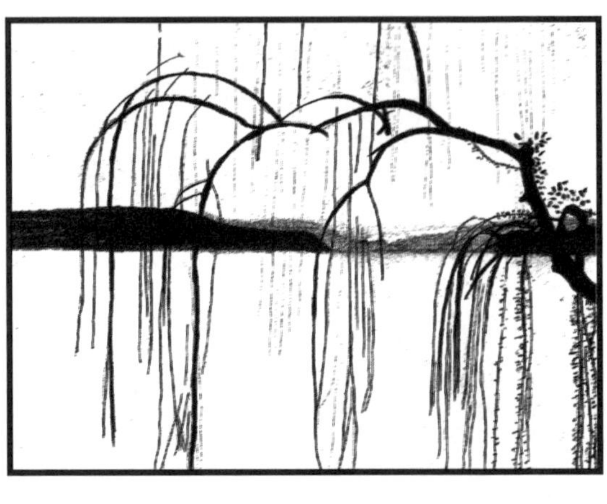

效，畢竟療效才是硬道理，如此三年後，每日40餘名病患排隊求治，均一至二次治癒。至此當病患詢問針灸能治什麼病？作者回答：

①　不治抗生素的專治（傳染病）。

②　不治骨折、截肢之類的外科手術專長。

③　治盡人類及哺乳動物的一切疾病，可治人、牛、馬、狗、貓、猴、鯨、豚…。

④　不治鯉、龜、蟹、蛇、鳥、蛤、虫、植物…。

本書中，作者使用單口相聲的語氣述說極為嚴肅的中醫針灸語法，像是在訴說、在發牢騷而不像是著述教學。所以語法有些凌亂，不過這正是作者的本意。

目錄

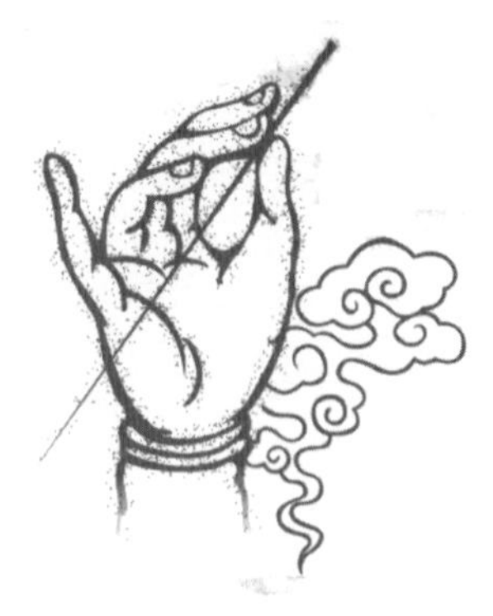

序言 II

卷一 針灸衛道篇 XII

第一章 簡單的中醫針灸 002
第二章 中醫針灸五臟六腑的實質 006
第三章 針灸能治什麼病？ 010
第四章 目前針灸的窘狀 013
第五章 中醫臟象學說與現代解剖學之異同 016
第六章 十二經脈各有兩個名字 020
第七章 中醫湯劑 024
第八章 針灸理論 029
第九章 陽氣與陰血 032

第十章 臟象 043
第十一章 六腑 061
第十二章 道門丹道 076
第十三章 運動 092
第十四章 飲食 103
第十五章 奇經八脈、12經筋、12皮部 109
第十六章 組合穴 116
第十七章 病因 127
第十八章 四診 136
第十九章 治法 144

卷二 針灸去邪篇 156

第一章 治法總綱 159

第二章 抗衰老 166
第三章 癌症 177
第四章 肥胖、血脂、膽固醇、脂肪肝 182
第五章 不孕不育 187
第六章 高血壓 193
第七章 卵巢胞囊腫、子宮肌瘤 197
第八章 甲亢與甲減 200
第九章 心血管阻塞、心肌梗塞 204
第十章 腎炎 209
第十一章 糖尿病 212
第十二章 神經衰弱 216
第十三章 食道炎、胃炎、胃潰瘍 220
第十四章 失眠 224
第十五章 胃下垂、子宮下垂、脫肛 229

第十六章 痛經、閉經 232
第十七章 絕經期綜合徵 233
第十八章 面癱 234
第十九章 哮喘 236
第二十章 風濕病、風濕性關節炎 239
第二十一章 類風濕性關節炎 244
第二十二章 脊椎病 246
第二十三章 中風及其後遺症 251
結束語 256

拔罐

卷一　針灸衛道篇

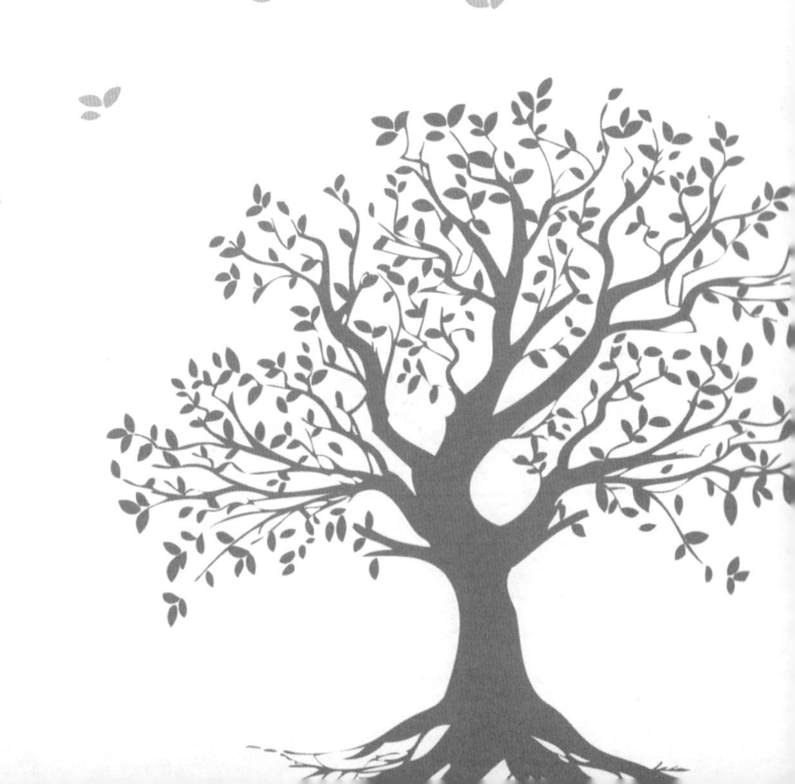

第一章　簡單的中醫針灸

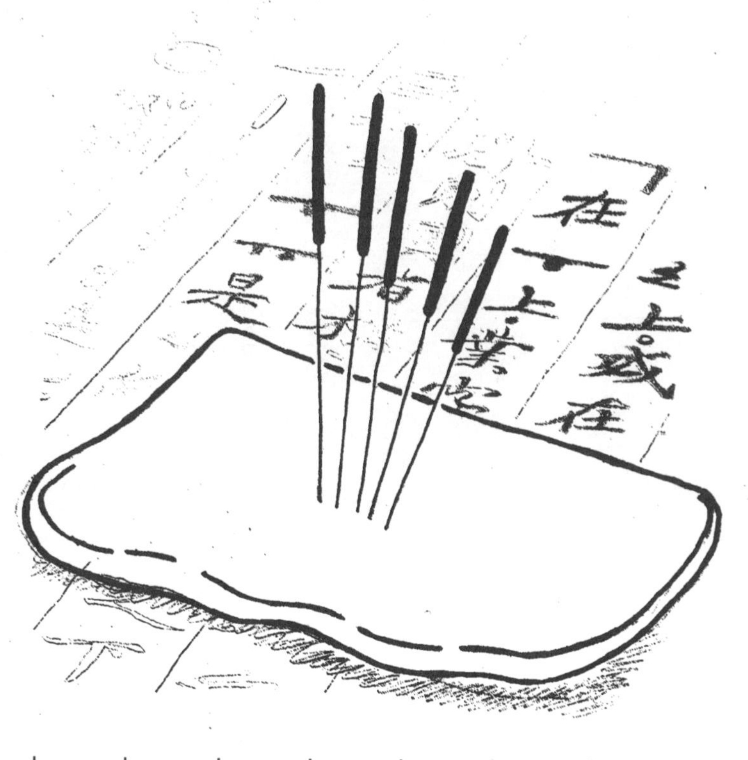

重點提示：幾乎所有的時醫、丹道、命相、風水、武術……的工作者，都喜好

將自己的技藝神秘化、複雜化以示自己的不同凡響，其實它們都是很簡單的，一開竅則一理通百理通。

所有中國的技藝都是很簡單的，可是代代有無數無聊的3流大師強加雜亂無章的一己之見於簡單的技藝之中，使之越來越複雜，也越來越偏離主題，效果也越來越差。

以簡單的武術為例，表演武術各門各派有百萬套路招式，絕對夠學上一輩子的，而真正的對抗武術只有4法

①**最快的速度**

②**最近的距離**

③**最大的力量**

④**迷惑對手**

使用的招式都是最簡單的，也不過20招。

針灸也是一樣，是很簡單的功夫——12正經，奇經八脈，共數百穴加上經外奇穴、阿是穴，不下數千穴道，看來十分複雜，其實他們大部分是給經絡定位用的，或是三流宗師自我發明的廢話。真正治療用穴，不超過50個，如治胃——中脘，治大腸——天樞，治腎——京門，治生殖——關元……

什麼是經脈定位？例如，肩部6穴，肘部6穴，腕部6穴，連成上肢6經脈，如中風偏癱針肩髃穴，只是以此穴位為定位標的，向下對準曲池穴，針感下傳到合谷、指尖，這是針大腸經，而不是針肩髃穴。

寫作本書的目的是還給針灸一個簡單的主題思想，例如民初軍閥割據，我們受政治思想影響，都認為軍閥是不學無術的土皇帝，沒有一個好東西，其實很多軍閥是可敬可佩的，他們造福鄉梓、尊重教育、為國為民、不讓人後，如張作霖、段祺瑞、吳佩孚等，他們的歷史定位不輸於戰國7雄，我們應該拋棄狹隘的政治眼光重新認識軍閥。

針灸也是一樣，在漫長的時光長河，它被政治環境干擾太多，我們需要拋開歷史的干擾，重新認識針灸。

孫子兵法被翻譯成四、五十種語言，成為世界各國軍事院校的必修教材，這不是偶然的，是經過2000年殘酷戰爭的考驗，證實它的智慧與優越性。

由考古發現的石制針砭看來，針灸歷史可上溯到石器時代，可是中國歷史只重視政治與戰爭，而沒有醫學史，就算一些史書傳記偶爾提到醫學都是概念模糊，毫無特殊可為後世借鑒之處。

但是，針灸卻比孫子兵法還要強項，它傳遍世界上所有的國家，可是讀者可以看看，你們所認識的針灸或者針灸醫師真有這麼強項嗎？有資格享譽世界嗎？大多數的回答都是——沒有！

為什麼？

因為針灸是由法國人傳遍世界的，法國人學到的針灸是清末民初的針灸，當時是一個中西文化交流蓬勃發展的時代。無論醫學、科學、文學、美術、音樂、武術……都欣欣向榮，各個領域都有大宗師出現，連足球都是亞洲九連冠，中醫針灸亦是大師並出而傳承尚在。之後經過抗戰、內戰、自然災害這三場浩劫，令知識份子非正常死亡或出走海外不計其數，傳承已斷了。之後呢？之後就是禮失求諸野的窘狀。寫作本書的目的，旨在恢復傳承，恢復中國古代針法精髓。將針灸療效提升，使一個優秀的針灸醫師可比成一座可以走動的大型醫院，讓中國針灸重回世界第一。

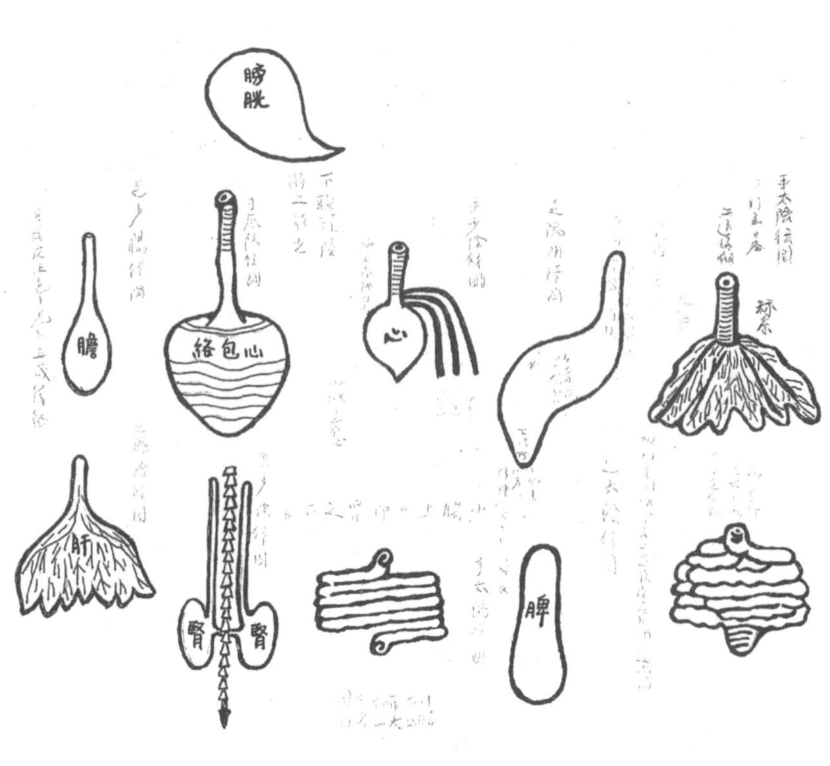

第二章　中醫針灸五臟六腑的實質

中醫的五臟六腑是中華最古老的技藝——道門丹道在煉氣化神階段，內視返聽所「看」到的心、肝、脾、肺、腎。它們是臟腑的控制中樞，它們是腦部自主神經中樞中的十二個神經團，它們的形狀與功能完全不同於解剖學的內臟器官。十二經脈也只是腦部臟腑中樞十二個神經團之間的溝通線而已，而決不是真實存在於身體上的通道。

不懂中醫之人，最詬病的是中醫針灸所描述的五臟六腑，都像是小孩漫畫，其形狀、功能與事實差別太大，根本就是胡說八道。

其實中醫的起源與巫術一樣，都是繼承於丹道。莊子心齋說：無聽之以耳，而聽之以心（用感覺去體會），無聽之以心，而聽之以氣。耳止於聽，心止於符（只符合主觀的一己私見，反而無視客觀的自然規律），氣也者，虛而待物者也（放空心思，去體會萬物，不以主觀的一己私見去感覺事物，判定事物）。就是說，不要只用耳聽，而用心去體會，最後連心都不用了，用氣去感應，就像盲人閉目行走，皮膚感覺空氣流動，足下感覺地面震動而六識全開。也像拿個木棍對貓揮舞，那只貓可不是只瞄你兩眼，而會雙目睜大、脊背弓起、全身毛豎起、指甲伸出、指尖翹起、尾巴豎直、呲牙咧嘴……這就叫做聽之以氣。這也是太極拳聽勁的理論基礎。

同理，在丹道入定時，內視反聽、氣機發動，以氣看到丹田金光、兩腎灼熱、肺露下降、心血來潮……。

中醫針灸就是由丹道回返先天態，煉炁化神時，由內視反聽而描繪出五臟六腑的。所以中醫的五臟六腑與現代解剖學的內臟器官，不但形狀完全不同，功能也完全不同。因為，他們是神經系統內的臟腑控制中樞。以現代解剖學看中醫的五臟六腑，只是腦部12個小神經團而已，而且他們相互沒有明顯的區分界限，所以功能有所重疊，這也就是為什麼脾肺腎三經都與水液有關，而肺的外候是大腸、心的外候是小腸……。

生理學家在開顱手術時做一試驗，病患的頭顱已被打開，只保持手術處局部麻醉，令病患神智清醒，他們用一根毛髮直接在裸露的大腦表面輕輕划過，此時病患並不覺得腦上的刺激，而是清楚的感覺到身體表面有一條線狀路徑，傳過來，傳過去。

十二經脈亦是丹道回返先天態，煉炁化神時，由內視反聽而描繪出的，它只是臟腑控制中樞那十二個神經團之間的溝通線而已。在針灸刺激時，使人真實的感覺到體表的十二條交通線，但是那只是腦部中樞的溝通線透過感覺神經反射在體表，決不是在體表真實存在十二經脈。

最後，我們以汽車來比較中醫與西醫基礎理論的差別：

例如，一部汽車行駛的歪歪斜斜，西醫直接將車送去修理，中醫卻直接調整上一個層次——駕駛員！畢竟再破爛的車在優秀的駕駛員手中依然能夠平穩行駛，而一輛高級車在醉酒駕駛時一定是歪歪斜斜，當然作為現代中醫高手，應打破成見車與駕駛員一起診斷。

第三章　針灸能治什麼病？

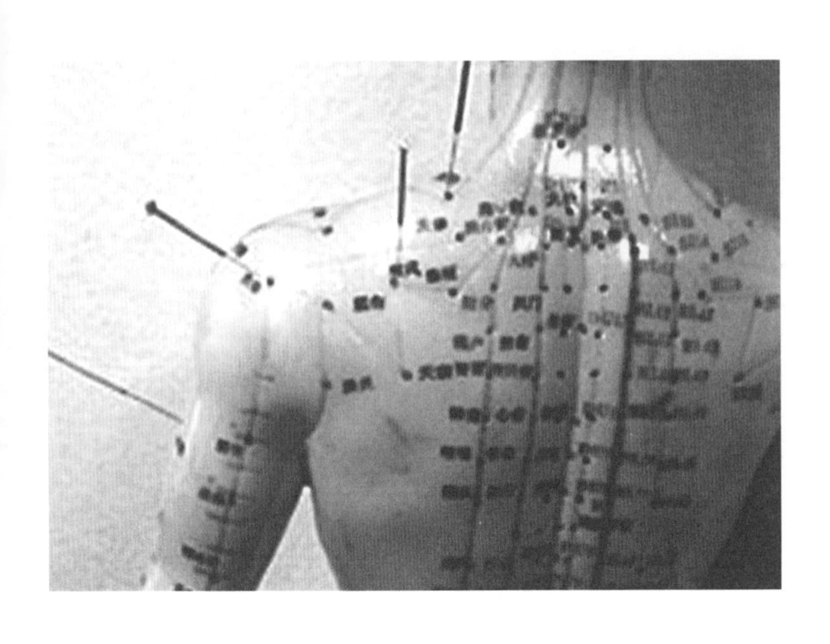

除了少數抗生素，外科手術專治之病，針灸擅治人類及哺乳動物一切的疾病。而它的實際操作只有兩種：

一、針下發熱（治

標）二、循經感傳（治本）

針灸可以治療無數種疾病，但是依據黃帝內經做對比實驗，他的實際操作只有兩種，

①針下發熱（治標）——集中局部血液循環，提高局部自體免疫力，以消炎。治療疾病如關節炎、脊椎病、面癱、胃炎、肩周炎、宮頸炎⋯⋯。

②循經感傳（治本）——恢復臟腑的功能，提升生命的能量，治療疾病如中風後遺症、便秘、陽痿、抑鬱症、心律不整、減肥⋯⋯。

以上兩點，就是針灸的核心治療理論。數千年來，發展出的成千上萬種針法，但是沒有任何一種針法能夠突破黃帝內經的範圍，反而越來越偏離中心思想，專門在細枝末節上大做文章，導致療效也越來越差。

眾所周知，黃帝內經是第一部冠以中華民族先祖「黃帝」之名的傳世鉅著，是中國醫學寶庫中現存成書最早的一部醫學典籍。然而，它亦是一部濫竽充數的鉅著，它的收錄者不是醫學宗師，而是文學大家，所以它將戰國時代各種醫學理論全部收集，不管有沒有療效，只要流行，就盡數全收。用黃

帝內經的理論做療效的對比實驗，發現它確實有 40% 無與倫比的精華，而另外 60% 則是濫竽充數，刪之可也。

如今，經歷了歷代多次文化動亂，正統的中華文化已經失傳太多，我們不用也不太可能真正突破中醫針灸體系，只要發掘出黃帝內經 40% 的精華，將可以以一己之力抗衡一所國家級的教學醫院。除了抗生素專治的感染病，以及部分的外科手術，中醫針灸可以治療其餘的一切疾病。例如：糖尿病、癌症初、中期、運動傷害、職業病、老年病、不孕不育、神經衰弱、甲亢、鼻炎、聾、脊椎病、關節炎、腎炎、哮喘……。

中醫針灸的治療範圍涵蓋了內科、外科、婦科、神經科、心理課、內分泌科、腫瘤科、泌尿科、耳鼻喉科、小兒科、心內科、理療科……。

第四章　目前針灸的窘狀

歷代文化動亂使針灸難以正常傳承，迫使針灸「中學為體，西學為用」以至造成畫虎不成反類犬的窘狀。

春秋戰國，尤其是戰國時代，是中國文化發展最高峰的時代，各國君主求賢若渴，勵精圖治，開放忠言逆耳之諫言，決不允許貪污腐敗、欺壓百姓，否則會被他國所吞併。於是才有百花齊放，百家爭鳴、諸子百家、醫學、武術、音樂、藝術、科技……等一切人文文化均快速發展，並且達到後世難以企及的高度。

武俠小說中的男主角都要找到一本上古心法秘笈，才能煉成絕世神功而成為絕頂高手。上古是什麼時候？猜對了，就是戰國時代。

之後中國經歷了歷代多次文化動亂：

秦第一次文化動亂，毀滅除秦朝之外一切六國的文化歷史人文著述。

漢末南北朝發生了歷史上第二次文化動亂，北方胡人視華夏文化如敝屣，盡數滅之。唐末五胡亂華第三次文化動亂。元代第四次文化動亂，屠殺華夏90%的人口，徹底打殘了華夏文化。之後，大明敢做敢為的皇帝復興了中華文化，傳世鉅著三言二拍及四大名著中的三國演義、水滸傳、西遊記均成書於明朝。

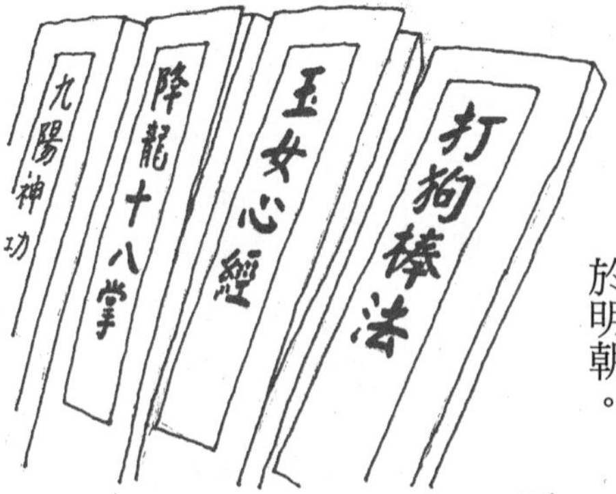

不幸，滿清第五次文化動亂，完全與秦始皇一樣的做法，只是規模更大，除了將對他有利的著述拼湊成四庫全書之外，毀全國七成文化著述。新中國發生的事就不用多說了。

文章傳世較易，但需要師徒傳承的技術性技藝，卻很容易在亂世中丟失。以武術為例，滿清以弓馬得天下，帶動全國習武風潮。300年後，直到清末民初，才終於出世了數位武學大宗師。如董海川、楊露禪、郭雲深、孫祿堂、李書文、宮寶田、尚雲祥……。直到抗戰勝利後，中華武術一直領先於世界。自從新中國下達禁武令，從1950年至1980年，僅僅30年，宗師逝去，武術於是全面失傳於天下。至今，中國武術再也無法走出國門。只能關起大門，以國家專業培訓的武術隊，在國內耀武揚威，風風光光的痛打自家業餘武術愛好者，自己選個冠軍，自我陶醉一下。一出國門就被打殘了。

更可笑的是，武術向來講究試手，現在不需要試手了，於是出現了一大堆大師，一大堆著述，把武術改成高難新美的舞術，或是指尖一碰就把自己的徒弟打到喜馬拉雅山的魔術，好像武術已然在中華大地復興，遠超過前朝。其實，差之千里。

針灸也是一樣，不但在局勢動盪時，手法技藝丟失，再加上幾朝皇帝認為針刺龍體乃大不敬，不准針灸入太醫院，於是針灸只能在民間苟延殘喘。到了新中國欲發揚針灸的時候，已罕

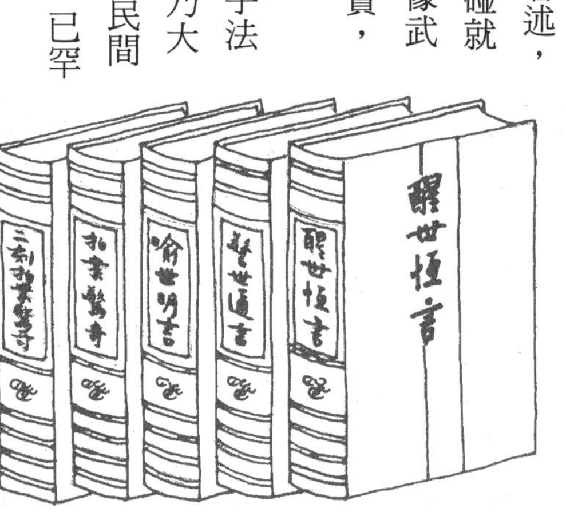

第五章 中醫臟象學說與現代解剖學之異同

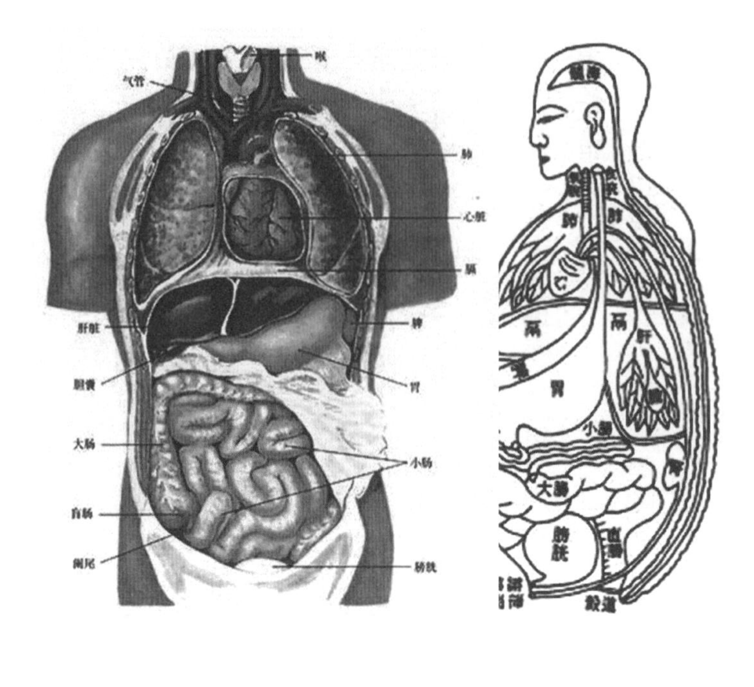

六陽經只是六陰經的「外侯」而完全名不符實，大腸經只是肺經的外侯，是免疫力的「門神」而與解剖學的大腸無關。膽

經是肝經疏泄功能的「門神」而與膽囊無關。胃經是脾經消化吸收功能的「把門將」而非胃……

前面說過，中醫與巫術一致，都是源於道門丹道，但是巫術的那些起乩、跳神、過火…之類的心理暗示，精神療法。雖然在某一方面有效，但是以醫學眼光來看它的涵蓋範圍較小，所以成長的空間不大。數萬年來，其形式都是差不多的。而中醫隨著經驗的累積，社會越進步，醫學經驗累積越快速。終於在夏末商初時，醫學知識的累積超越了巫。至此，巫與醫自然分為兩個不同的概念，必然分家。黃帝內經已很少見到巫的痕跡，而扁鵲曰：六不治，就包含信巫不信醫——不治。

自巫與醫分家後，醫學漸入讀書人之手，也漸漸普及化。讀書人不見得都習醫，但習醫者，必定是讀書人。而且，後世成名的學者，都懂些半吊子的中醫湯劑，因為這不用手法技藝，運用起來較容易。請注意，是中醫湯劑而不是中醫針灸。因為，針灸需手法技藝操作，在那些魏晉清談之士眼光中是賤役，所以學者習醫只開藥方，而不下手針灸。這倒是和百年前西歐醫師一個德性，當時的西歐外科手術都是簡單又髒兮兮的膿液排除、清創縫合的技法。醫師覺得骯髒，只坐在旁邊指導，真正下手動刀的是僕役、屠夫。

話說回來，自從中醫普及後，習醫者大增，並不是每個人都去練道門丹道功法，習醫者讀書吸取前人經驗就已足夠。修煉丹道並非必要，此時醫與丹道必然分家。此時中醫基礎理論已發展完備，就是那一套怪怪的卻十分簡單的臟象學理論：

心—主神明

心包—代心受病

肺—主氣、通調水道

脾—運化水谷、升清、生血統血、主四肢肌肉

肝—主疏泄、藏血、主筋

腎—藏精、主骨、生髓、主水液

隨著社會進步複雜化，犯罪率提高，法醫學自然興起，用來解剖屍體探查死因，使之能夠在重大刑案上呈現客觀證據，於是中醫解剖學隨之興起。這時臟象學說又多出了一門與現代解剖學一致的、很有道理的、合乎科學的理論。但是請注意，這第二套臟象學說理論，是出自屍體解剖所描繪的理論，

與現代解剖學一模一樣，但是，他不是丹道內視所主導的，合不上腦部12個神經團，也合不上12經脈。用它去作為針灸診治的理論根本，必然無效而造成混亂，在對中醫針灸來說是廢物理論，所以必須捨棄。

以大腸經為例：

❶中醫經脈理論，手陽明大腸經乃手太陰肺經之外侯，一切的外感傳染病，必先攻擊肺經。而其表——大腸經為其外衛，為第一道防線，所以手陽明大腸經乃是調控免疫力不二之選，例如，自體免疫力不足之傷風、發炎……或自體免疫過激之過敏、氣喘、狼瘡……手陽明大腸經的曲池、合谷是無可替代的必用穴。

❷中醫解剖理論，大腸的功能是傳導糟粕，吸收津液，這完全合乎現代解剖理論，但在針灸治療上卻是廢物理論。因為傳導糟粕、吸收津液，出了狀況的症狀是功能性腹瀉與便秘，針灸治在脾胃經的天樞、大橫、腹結……其中，腹結由其名稱及可知是便秘的專治穴，與大腸經沒有半點關係。廢物理論本書將完全捨棄。

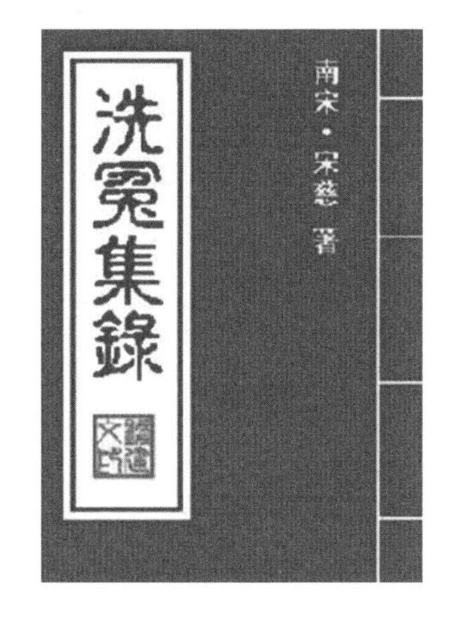

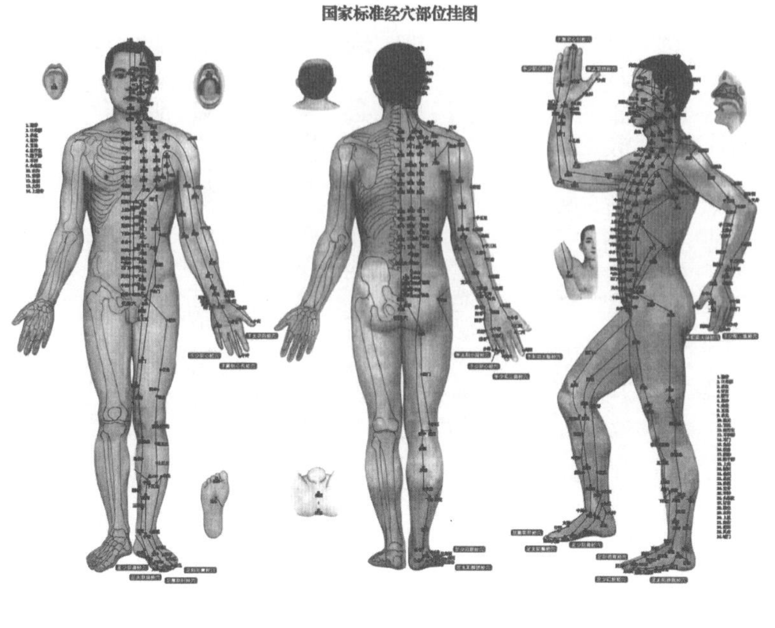

第六章　十二經脈各有兩個名字

經脈前名：太陰、陽明⋯是用來治外感病的。經脈後名：肺、大腸⋯是用來治內傷雜病的。

黃帝內經的作者不是醫學宗師，而是文學大家，他只是收錄當時最流行的理論成書，而不是作者的創見，所以其理論與內容有重疊以及拼接的現象，

重疊理論—如六經辨症、營衛氣血辯症、八綱辨症、他們三種辯症法則述說的都是一樣的，都要求表裏寒熱虛實……只是使用的名稱不同，這就是理論重疊。

拼接理論——以手太陰肺經為例，他是兩個經脈理論拼接的。由手太陰經與肺經拼接而成。為什麼？經考古研究，炎黃子孫在石器時代平均壽命是30-40歲，雖然存在種種原因，但是其中最主要的因素就是夭折於傳染病，而當時實際義意上的醫學就只有骨石針灸，所以當時中醫針灸最重大的攻關專案就是診治傳染病，中醫針灸以表中裏分陰陽為六經，而再分上下手足共12經，他們是：

手、足太陽經　　手、足太陰經
手、足陽明經　　手、足少陰經
手、足少陽經　　手、足厥陰經

這就是六經辨證的主體理論。他們專門用於調動人體免疫系統，對抗傳

染病，相比較於同類性質的營衛氣血辯症、八綱辨證，六經辨證是最進步的辨證學說。他能解釋一切外感病症的理論及治療程式。所以，一直到現在仍存在於針灸12經脈中。

除了傳染病外，當時醫療經驗已知這12經脈對於內傷雜病更為有效，於是某位道門宗師將人體12個臟器名稱依功能配入12經脈。他們是：

手太陰肺經　足太陽膀胱經
手陽明大腸經　足少陰腎經
足陽明胃經　手厥陰心包經
足太陰脾經　手少陽三焦經
手少陰心經　足少陽膽經
手太陽小腸經　足厥陰肝經

每條經脈的兩個名字有點風馬牛不相及，這就是黃帝內經拼接理論的結果。使用針灸對抗外感傳染病，六經辨證雖然是當時最進步的理論，但是他所能使用的一切資源只是調動自體免疫力，而自體免疫力是不足以對抗惡性傳染病的。直到漢朝張仲景，依六經辨證著述傷寒論，專以湯劑治療外感傳染病，才補上針灸之不足，亦將外感傳染病由針灸分流而去。針灸於是退出外感傳染病之舞臺。而專治他所擅長的內傷雜病。至此，湯劑與針灸為中醫的兩大巨頭，其療效已達到縱貫古今的最高峰。後世一大堆醫學發明與理論著述，均在其範圍內打轉，不但從未突破而隨著理論越來越繁雜而療效越差。

即使如此，一些惡性傳染病無論針灸，湯劑的療效均達不到理想。直到宋朝中醫發明疫苗之祖——種痘，以及歐洲發明抗生素之祖——青黴素，只有此二項發明才真正突破了傳統中醫力有不及之處。也就是此二項發明，將人類的平均壽命提升了40年。亦令針灸徹底退出外感傳染病這一塊醫療版圖。本書也將完全捨棄針治外感病症這一版塊。

但是隨著人均壽命提高，以往少見的，多發於老人的疾病，卻大量現世，如骨質增生、關節退化、震顫、肥胖、失眠、癌症……這些病症無論是疾病種類或是病患數量，均占現代大型醫院的絕大數，但是它們令現代醫學束手無策，越治越糟。而這些病症是中醫針灸內傷雜病專案下無與倫比的強項。所以只要學好針灸，可以以一己之力抗衡一座國家級教學醫院。

第七章　中醫湯劑

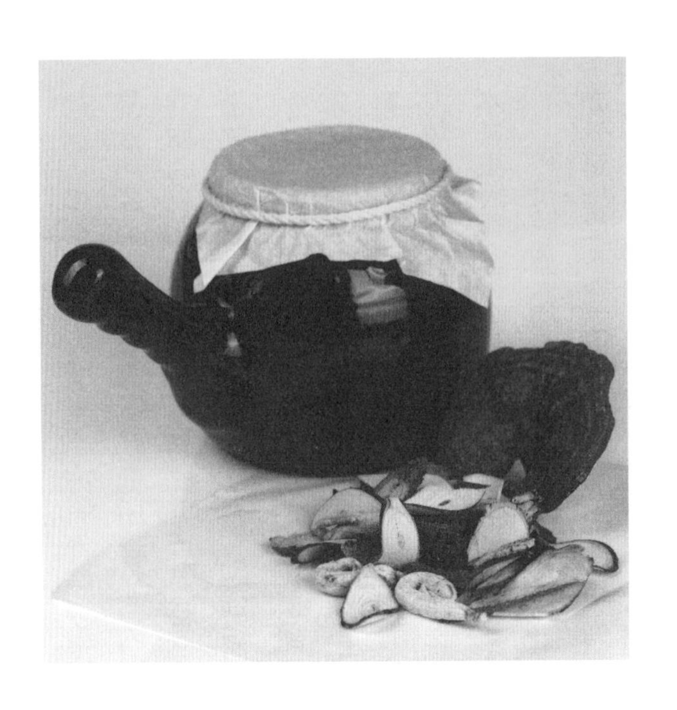

與針灸一樣，中醫湯劑亦是震爍古今的療法，但是中藥藥效受環境過度開發影響嚴重，而服藥反應又受制於醫療法，所以暫時

中醫湯劑不易超越古代。

前一章已經訴說，自漢朝張仲景—傷寒論橫空出世，中醫湯劑將外感病症由針灸分流而去，對於外感病症的療效，湯劑確實比針灸好。當我們感冒發燒，如果不去打點滴，不吃感冒症狀緩解劑，則人體免疫力將隨之發展對此感冒病毒的清除力道。約三到五天，當自體免疫力發展完全的時候，亦是病毒完全消滅而感冒愈痊的時候，人體會有徵兆的，這個徵兆就是汗、吐、噫、泄。然後疾病豁然而愈。

汗：全身性的大量自汗

吐：突然無法控制的強吐

泄：腹瀉

噫：連續十數個強噴噫

汗吐泄噫是病癒時的「果」，而非「因」，並不是汗吐泄噫之後病才會好，而是病好時自然表現出汗吐泄噫。張仲景化果為因，以桂枝湯、麻黃湯、柴胡湯、承氣湯……和針灸一樣簡單，總共不過數十味藥。以解表、泄下、溫裏、發汗、取嚏……之法盡中醫體系湯劑之全功。也就是說，千年來，除此之外的湯劑全部都是在傷寒論範圍內轉來轉去，並未有任何擴展視野的突破。而且，與針灸一樣越發展越細緻，最後細緻到偏離中醫的中心骨幹，專注於細枝末節，所以理論越來越繁雜，療效也越來越差。這就是為什麼自清末以來，西醫能夠逐漸侵佔中醫的全部版圖。如果現代的西醫，穿越時空去侵佔唐宋時的中醫版圖，必將鎩羽而歸。

在中藥藥效上，現代亦不如古代。因為藥用植物具有極強大的對土壤中藥性成份吸收力量，這是普通植物所無法相比的。在原始林中各種植物混合生長，藥用植物佔盡天時地利，能攫取到一切所需的藥性成份。

現代藥用植物大多人工種植，園圃中都是單一種藥用植物。土壤中所含的藥性成份由各株均分，而攫取不到所須的份量，而這種藥性成份並非肥料能補足的，所以人工種植的藥用植物其所含藥性成份，只及野生同種藥用植物的 10%~20%。再加上古代稱重量標準與今不同，現代斤兩實重小於古代，造成劑量不足。藥性成份及劑量雙重不足，其效果自然達不到古代療效。

古人制做的器物，都能適配身體機能，是很有智慧的。例如：

酒碗的大小，剛好讓一個不善飲酒之人，飲下滿碗酒精度 15° 的黃酒，

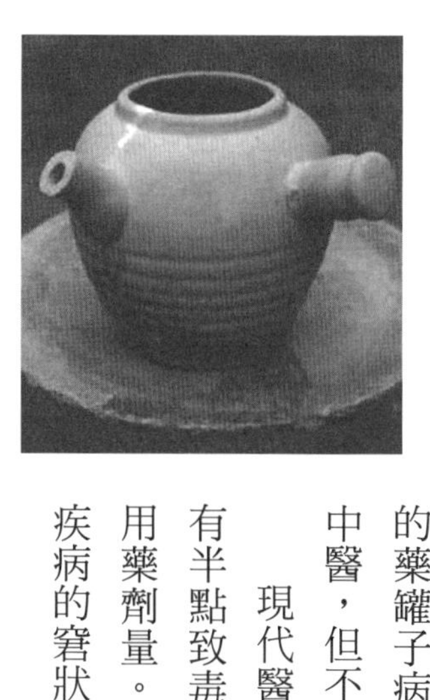

酒力上湧而不致醉倒。其容量約如同日本人至今仍在使用的，唐漆器方形紅黑酒皿。

茶盅的大小，剛好讓一閑適的普通人，既能品茶，又能解渴。容量仍如同日本人至今仍在使用的標準唐杯，其容量約200ml。

中醫用的單把陶製煎藥壺，由出土器物上看，其大小約為1.5公升，這已經明示了古人用藥劑量。煎藥時生藥飲片一般要達到八成滿，煎出的那一碗湯藥的濃度，絕對會讓人達到排毒反應。這才叫做中藥。所謂藥不眩瞑，厥疾弗瘳，以及凡藥皆毒。這都是對湯藥濃度的形容詞。病患以這種劑量，服之數劑則癒。所謂長期不癒的藥罐子病患，那是電影、小說中的情節，符合於現代中醫，但不符合於古代中醫。

現代醫學法律要求一切中藥，經長期服用後均不可有半點致毒反應，造就了現代中醫處方均3錢、4錢的用藥劑量。亦造就了現代中醫，雖醫不壞人亦難以治癒疾病的窘狀。

中醫湯劑繼續朝枝節發展下去，終於進入「本草綱目」這一鉅著的世界。這可是囊括一切動、植、礦物的鉅著，它比較像博物學而不太像中藥學，但他仍然在自閉的小圈中轉不出來，發展到極致，就變成巫術了。例如：

吃動物的生殖器去壯陽
吃人肉補羸弱
吃胎盤補虛
吃木乃伊治創傷
吃人大便利大腸
吃獅、虎、熊、象、猿、貓、鼠……各有所治

一切地球上的東西都可以吃，而且真的去吃，這根本是巫術的心靈慰藉、精神療法，是醫學回返巫醫的返祖現象。沒有半點建設性，反而造就中國人什麼都吃的習慣。雖然本草綱目有功於學術整理，但他仍然是一部有損中國文化形象的作品。

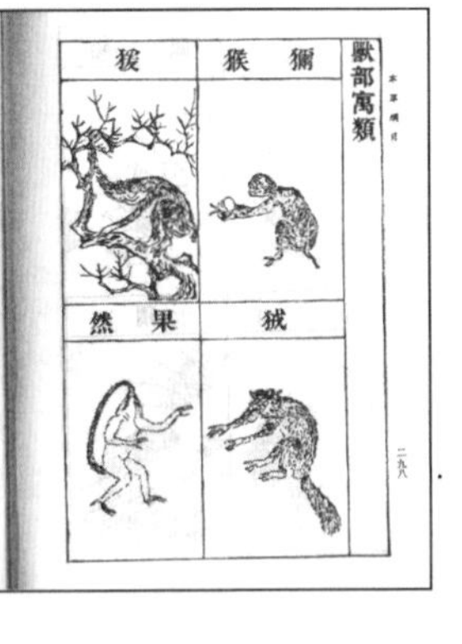

右圖最金石草木蔬穀果蟲鳥獸蟲魚鱗介、都一千一百二十七品、增穀部圖七、增草部圖十、改正圖四百一十二旌德王鏡堂汝謙上元朱藻臣銘華校理、江甯許功甫燮年繪圖、同邑范靜存錫堯監琹、栞於光緒癸未八月、竣於乙酉六月、合肥張士瑜偕弟士珩審定畢謹記卷尾

本草綱目

第八章 針灸理論

全部的中醫針灸理論只有59字，太過於簡單，令人難以相信，但是卻是真的。

陽氣、陰血
痰飲、瘀血
心—主神明
心包—代心受病
肺—主氣、通調水道
脾—運化水谷、升清、生血統血、主四肢肌肉
肝—主疏泄、藏血、主筋
腎—藏精、主骨生髓、主水液

就是這區區59字，訴說了全部的中醫針灸理論，簡單吧。請記住，一切的中華技藝都是大巧不工，至簡不繁的。

為什麼前幾章一再用武術來比喻針灸，因為他們二者都是技藝不是文學，都是以經脈為理論基礎，都是注重心領神會，而不在長篇大論。頗似佛教禪宗的不立文字。

當初楊氏太極拳三代宗師，門徒傳遍天下。但真正入室弟子，必在室內單傳。而且屋瓦的縫隙均用濕綿紙塞住，以防人上瓦偷窺。楊氏外傳的太極拳麻煩瑣碎的緊，健身挺好，實戰則不中用，真正關門私授，無敵於天下的太極拳，卻也太過簡單。行家偷瞧兩眼就可心領神會，所以防偷窺如防賊，它就是身體如小兒撥浪鼓般的快速搖轉，轉向後方的半側身體為陰、為化勁，轉向前方的半側身體為陽、為發勁。他們是同時的，這叫做連消帶打、陰陽合一。所以當此拳傳遍天下時，人們不再稱之為「陳家拳」，而以太極拳尊稱之。

中醫針灸也一樣，三流大師著述百萬言，不知所云，二流大師著述十萬言，亦是不知所云，而真正的大宗師就只在這59字中找尋消息，而能無敵於天下。現在開始，作者將盡力用最易領會的方式述說中醫針灸這59字。而這59字將由理論到治療一直貫穿本書。本書尚述及一些經絡、經筋、皮部及病因、治法、組合穴……。

但是一些過於簡單的理論就刪除了，例如病因中的暴飲暴食，食物中毒，這就不需浪費篇幅了。還有一些根本用不到的理論也全部刪除，例如：經別、根結、氣街…等。巫術的遺跡也全刪除了，例如：三才針、八卦針、五行針……

本書所留下的理論確實不多，但卻是針灸全部的精華，都是確實有效的。對於一些輔助療法，卻是作者特別重視的。例如：練功、運動、飲食、睡眠……。

不要小瞧輔助療法，以健康而論，輔助療法的比重，絕對遠遠超過正式醫療。

現在我們開始講述這全部的針灸理論——59個字。

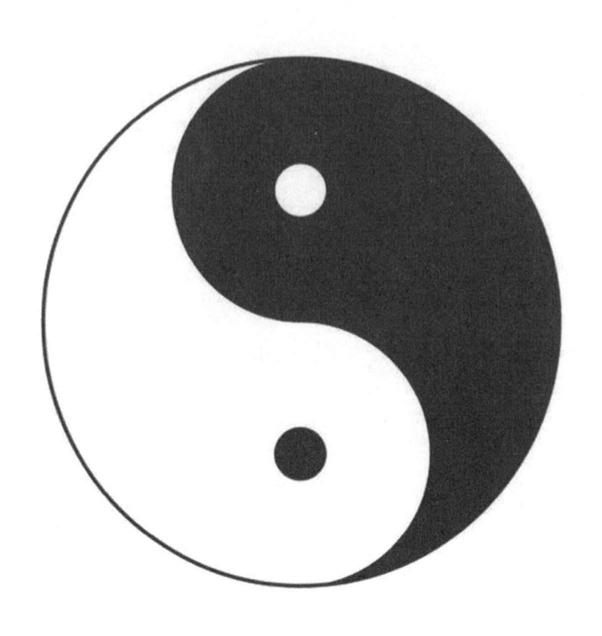

第九章 陽氣與陰血

活體與屍體的唯一差別就是陽氣的存在與否，陰血與血管中流動的血液完全無關，它是專門為陽氣服務的修復功能。

一切中華文化的發源都由陰陽開始，陰陽也是最樸素、最實用、最有效、最難懂的基礎理論。各種學術大宗師的著述與講學，都離不開陰陽。

在太極拳，陰陽就是化勁與發勁，敵人一拳擊來，我原地旋身使此拳擦身而過，另一手已臨敵身，順勢發勁，化即是發，發即是化，陰陽合一。

在嵁輿，乾爽的高地為陽，潮濕的低地為陰。

在兵法，正面對抗為陽，迂迴突擊為陰，兵法家即便是處在兵力劣勢，亦重視後備部隊，在正面對抗時，以後備部隊迂迴突擊，以奇兵制勝，這就是抗戰時，印緬回擊之孫立人將軍本應成為被屠殺之對象，竟然反去屠殺全日軍最精銳的陸軍師團，這在日軍史上是絕無僅有的。竟然以不到2萬兵員折損而盡滅十萬日軍精銳。也沒別的了不起，他只是示以陽弱（不正面強攻），陰強（強勢迂迴突擊部隊）而造就陰陽合一的戰術。他的戰法像不像戰國李牧大將？

在中醫針灸，以氣為陽，以血為陰。

這裏我們統稱為陽氣與陰血。真正高明的醫者，連前述的59字理論都不用了，但憑陽氣、陰血這4個字，可愈世間疾病。好像在抄襲神雕俠侶的玄鐵重劍，大巧不工是吧？其實所有的中國技藝都是殊途同歸，萬法歸一，全都是大巧不工，至簡不繁的。

1、陽氣——

陽氣是一切生命的生命現象。中醫的重中之重，因為陽氣與生命息息相關，陽氣如此重要，所以古人習慣將很多事物都加上「氣」。如生氣、天氣、霸氣、小氣、殺氣……其實這些都是虛字，代表一種感覺。而真正的氣只是陽氣的氣。

活體與屍體的唯一差別就是陽氣的存在與否。健康的活體與病態的活體唯一差別就是陽氣達到標準與否。陽氣就是生命力，它與呼吸之氣、氣功之氣、生氣之氣無關。

陽氣就是單純的一切生理活動，如血液運行、呼吸、心跳、胃腸蠕動、神經傳導、肌肉收縮、生殖……

陽氣也是一切綜合的生理活動，如免疫力、新陳代謝、消化吸收、血液循環、神智思考……

這所有的一切，中醫理論只有兩個字「陽氣」。
中醫陽氣的運作，只有升、降、出、入、四種活動，而這四種活動卻包括了人體生理心理一切的功能與活動。
例如：
吸氣是降入
呼氣是升出
飲食是降入
血液循環是升降
排泄是降出
流汗是出
……
當陽氣不達標準或陽氣運行不良，就造成氣虛、氣滯。
氣虛、氣滯就是亞健康態。但是尚未進入病態，如果氣虛、氣滯嚴重下去，影響陽氣對津液輸佈的功能，就造成痰飲，此時已經正式進入病態，痰飲的痰不是隨地吐痰的痰，而是一些功能症狀的形容詞，例如痰濁上攪清空的內耳性暈眩、痰迷心竅的中暑昏倒、痰阻經絡的中風後偏癱⋯⋯。如果氣虛、氣滯再嚴重下去，影響陽氣對陰血的輸布功能，則造成實質性瘀血就很嚴重了。這裏的瘀血是陰血的血而不是血液循環的淤塞，是指一些實質的病症，例如肝硬化的肝痛、癌症的腫瘤、心肌梗死之魔鬼一擊⋯⋯都是瘀血的重症。

2、陰血——

陰血與血管中流動的血液完全無關，它是專門為陽氣服務的修復功能。他只是修復陽氣，而本身沒有什麼獨特的作為。所謂人靜血歸肝，肝是什麼？中醫的肝不是飲酒的脂肪肝，也不是病毒的乙肝。中醫的肝是疏泄功能。什麼是疏泄功能？就是把陽氣的氣滯給他疏泄一下，所以他只是陽氣的修復功能。翻譯成現代話語：陽氣達標就是白天活力旺盛，陰血達標就是夜間睡的沉。而人靜血歸肝就是睡眠時人體進行的自體修復功能。因為人們白天為生活奮戰一天陽氣是會損傷的，必須在夜眠時由陰血修復之。所以，人世間最補養的東西不是蟲草、燕窩、魚翅⋯⋯而是高質量的睡眠。每個失眠的人都知道，失眠看似沒什麼了不起，但它是十足惡性循環的，越是失眠越是精神衰弱、越沒精力血壓越高、越造成陰陽俱虛，最後加速老化。

陰血是專為陽氣服務的，人體一切功能都在陽氣，但是陽氣離不開陰血。

陽氣與陰血互相消長的關係如下：

1．陽氣與陰血均到達標準，相互結合而成生命力與活力，就是陰平陽秘，精神乃治。

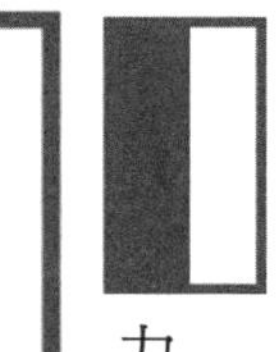

2．陽氣尚在標準，但陰血虛少一截，於是這一截缺少陰血結合的陽氣成為孤陽，孤陽已不是陽氣，它的名字叫做「火」。因為根本的原因是陰虛，所以叫做虛火。陽是好的，它代表生命力，火是壞的，他的症狀是神經衰弱、失眠、絕經綜合徵……以汽車為例，如果燃料燃燒不良，那麼引擎動力就會減少，而溫度升高，動力是陽，高溫是火，治法是修復引擎動力而溫度自降。而不是用冰塊去給引擎降溫。中醫針灸也是一樣，虛火治在滋陰，把陰血提升，以結合孤陽。則「火」自然消失。則自然回復陰平陽秘，精神乃治。

如果強力降火，會造成陰陽俱虛、生命力指數下降、新陳代謝、免疫力全部弱化，病患將進入抑鬱症、性冷感、沒興趣、懶散、發胖…。

3．陰血尚在標準，但是陽氣虛，則缺少陽氣結合的陰血成為孤

但是孤陰不會作怪，他的症狀只是陽氣虛，生命指數低下。

4．陽氣與陰血均未達標準，這是陰陽俱虛，它的症狀雖然與前述的陽氣虛一樣，但是形成陰陽俱虛已是陳年老病了。治療上可沒有2、3那麼簡單。

原來身體免疫力有一種習慣性，剛剛得病時，免疫力不習慣這種病態環境，於是奮起與疾病抗爭，這時以針灸順勢治療，1—2次即可痊癒。如果拖延日久，轉變成慢性病，則自體免疫力與疾病共生，習慣了這種病態的環境，當治療見效時，免疫力會不習慣這種新的健康狀態，反而幫助疾病回到原先的病態。所以，此時針灸治療不但要施針5次，並且醫囑要令病人配合保養，更改不良生活習慣，需要認真保養3個月，待自體免疫力習慣了新的健康狀態，才是真正意義上的治癒。3個月內，只要有一次酗酒大醉、一次通

宵熬夜、一次房事不節、一次暴飲暴食，都可將疾病打回原樣。

為什麼是3個月？而不是2個月、或4個月？有一句老古語：傷筋動骨100天。

就是肌肉、皮膚受傷，只要1-2星期就可痊癒。而肌腱、韌帶、骨骼、受傷，短時間是不會好的，非得保養100天不可，翻譯成現代話語就是：改變身體結構，就非得100天不可。經過作者大量臨床試驗，證明這句老古語一點也不錯，而且也適用於慢性病的調養，新兵訓練，工人試用，並且適用於馬上要開講的道門丹道之百日築基。

以慢性胃炎為例，針灸5次治癒，一切症狀消失。但是3個月內，喝一次冰水或者一次暴飲暴食，則慢性胃炎將復發。可是，如果能小心調理3個月，不使復發，3個月後，再去喝冰水，暴飲暴食已無大礙。可是，如天天亂搞亦是3個月，疾病將會打回原樣。因為3個月正是改變身體結構的時間。同理，新兵訓練、工人試用期也都是三個月。

在陽氣不達標准的時候，所進入的亞健康狀態，是什麼狀況呢？我們可以將人體的功能區分於第一線功能和第二線功能。第一線功能是至關重要的，停止運作數分鐘就會死亡，如心跳、血液循環、呼吸……。

第二線功能沒那麼事關生死，如果停擺了，不至於影響生命，但會使人不適，如生殖系、消化系……。

當陽氣不達標準，不足以供給全面的生命功能時，人體為了確保第一線功能，就必須關閉第二線功能，於是產生陽痿、月經不調、便秘、腹瀉、皮膚老化、四肢冷痛……

新陳代謝也會為了確保內臟代謝、維持生命而關閉週邊功能，使人疲乏無力、畏寒……。血液循環也會為了確保軀體血循而關閉四肢血循，如此就會出現老寒腿、四肢冰冷。校園民歌中~妳那好冷的小手~是心境緊張使然，並非常態，這裡述說的是常態，是手足經常性冰冷，這也是手指、足趾關節退化的元兇，造成媽媽手或乾薑手。

另外，明明把嬰兒赤身棄於冰天雪地，其存活率不如成年人。為何中醫、道門一再推崇嬰兒為純陽之體？

因為，嬰兒可以在無慾情況下生殖器勃起，以及四肢常年溫熱，不像媽媽手常年都是冰的。就算幼兒冬天打雪仗，也沒關係，離開冰雪一下子手就會溫熱。這就是陽氣超過標準的現象，所以稱為純陽之體，而與存活率、抵抗力無關。純陽之體翻譯為現代話語是微血管暢通無阻之微循環 100% 運作。請翻閱針灸去邪篇之抗衰老。

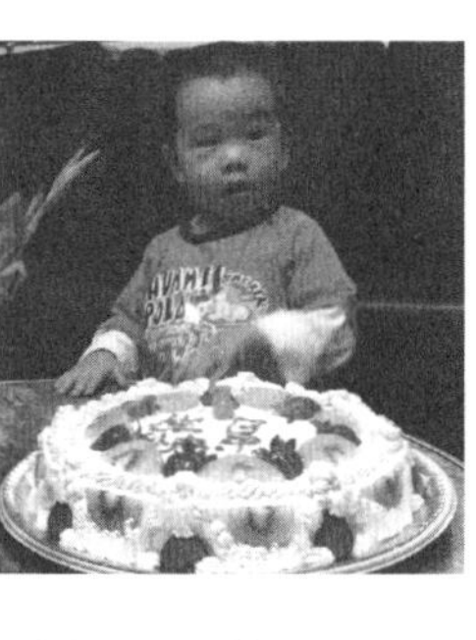

當然，身為純陽之體，陰血必然也超標，但陰血只為陽氣服務，不顯功能。所以只稱純陽之體，而不稱純陰之體。女嬰也是純陽之體。男為陽、女為陰，女嬰純陰之體是小說上形而上學的說法而誤導讀者，道門、中醫均無此事。

現在看出來了吧，針灸治療失眠、神經衰弱、抗衰老、減肥、陽痿、高血壓、膽固醇、癌症……都是同一治法——把陽氣和陰血調整至標準高度。簡單吧！

有人說針灸減肥無效，其實是他未遇大醫，針灸減肥沒有特效穴，只是單純的把陽氣提升起來，則新陳代謝自然旺盛、精力充沛、燃燒係數旺盛、平時沒事找事幹，這時你想胖都胖不起來，想一想，當你18歲時，體重與精力之對比，就可知這句話的意義了！

對於妻妾成群的人，大多受陽痿的困擾，現在患陽痿的人都應明瞭，治陽痿大法在於提升陽氣，以去除亞健康態，則陽痿自愈。如濫用興奮劑、壯陽藥，則50歲後有巨大風險羅患腦血栓、心肌梗塞或糖尿病併發症。

第十章　臟象

五臟的功能共51字，卻是全部中醫針灸的臟腑經脈的理論。看似平淡無奇，但深入研究之後卻能看到一片大千世界。

健康三大要素是飲食、運動、睡眠。脾生血、統血就是三大要素之飲食。而人靜（睡眠）血歸肝，肝藏血就是三大要素之睡眠。腎主骨、力由骨出就是三大要素的運動。

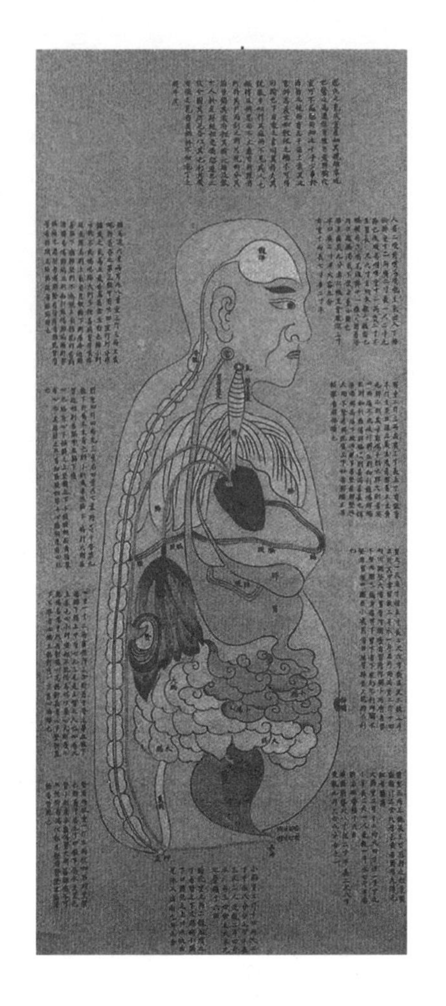

心—主神明

心包—代心受病

肺—主氣、通調水道

脾—運化水谷、升清、生血統血、主四肢肌肉

肝—主疏泄、藏血、主筋

腎—藏精、主骨、生髓、主水液

臟象學說共51字，這51字承續及引申陽氣與陰血，加以發揮。簡簡單單

的51字卻是貫穿數萬年中醫針灸的全部精華，現在述之如下：

❶**心——主神明**，治在一切精神意識，思維活動的大腦功能障礙。翻譯成現代話語：心不是心肌梗塞的心，而是大腦的思維功能，其部位就在大腦皮質，其症治如神經衰弱、抑鬱症、精神病……

❷**心包——代心受病**，真心不受病以心包代之，這個病不是精神病（心）而是冠心病（心包），這才是真正現代解剖學的血液推進器—心臟，治在心律不整、冠心病、心臟擴大…。內關穴是無可替代的必用穴。

❸**肺—主氣、通調水道**

（1）主氣——這裏的氣不是呼吸之氣，而是陽氣的升降出入。

（2）通調水道——肺是水的上源，借氣的升降出入，將水內外上下疏布全身。請注意，我們見不到風，但是風行草偃，落葉紛飛，就能見到風的走向。

同樣的，我們看不到陽氣，但經由肺脾腎對水液的疏布，就能清楚的瞭解陽氣的運作。

補充一句，要學好中醫針灸必須將臟象學說與現代或中醫解剖學徹底分家，我們不要一遇到上呼吸道的問題就往肺經硬套。中醫肺經所代表的人體上部陽氣升降出入而與呼吸之氣無關。現代解剖學所描述肺的呼吸作用以中醫的話語翻譯是簡單的活體生命功能，是由陽氣推動的生命現象，而與臟象學說無關。

例如，上不來氣的憋悶，可能是心律不整、血循率下降，不能充分將氧氣供給身體所需，治在心包經。心臟衰弱的肺積水、缺氧、上不來氣，亦治在心包經。氣喘的悶氣是自體免疫變態反應的問題，治在大腸經。而吸煙後遺症的肺氣腫，這可是全身性的嚴重症候，必須調動五臟六腑全部的陽氣，不求100%治癒，只要能挽救尚未破裂的肺泡，則肺功能自能恢復70%，而無礙於呼吸，這就算是治癒了。不可小視「算是治癒了」這五個字，這種令全世界醫界束手之重症，「算是治癒」已是領先於全世界。如在醫療廣告，他將會被翻譯成100%治癒，還你一個18歲的肺。請注意，這些呼吸不適的問題，沒有一個與肺經相關。所謂辨症施治，針灸療效今不如古，部分原因就是西醫與中醫理論相互混淆，令醫者辦症錯誤。

肺之通調水道機能如果發生問題，就會發生前面所述的「痰飲」的症狀。

「痰」是中醫一個獨特的專有名詞，它不是氣管分泌的痰，（氣管分泌的痰叫做咳唾涎沫）

而是陽氣虛不能完美的輸布水液，而水聚成痰。由頭頂至足底，痰在全身各處都可形成，它是探查不到的，是無形的，只是一種功能性的症狀，例如茶飯不思就是痰在脾胃，它的根本原因是陽氣滯，陽氣為何會氣滯，就是因為肝不行他的功能——疏泄。

夜眠，人靜血不歸肝，而不能修復陽氣，一般陽氣滯的痰症，多是沒精力、頭昏目眩、心悸（心律不整）、氣短（上不來氣）、神昏、五臟六腑功能阻滯、狂……。

其中最嚴重的是肝風之痰，此時肝之陰血絕，而肝陽氣亢，化為肝火，就是本應疏泄之功能的能量轉化為火，火盛成風，大風上腦，摧毀一切僅存的陽氣，此時生成的痰是極嚴重的風痰。現代話語叫做腦溢血，也就是《三國演義》中，華佗建議曹操以利斧開腦袋取出的風涎。翻譯成現代話語是曹操得了嚴重的腦溢血，積血成團，自我吸收不了，形成凝血團，必須以開顱術清除之。羅貫中是小說家，以文藝需要而編出此情節，其實根本如同黃世仁半夜學雞叫一般的胡說八道，理由如下：

① 顱內出血是生死攸關的重症，曹操竟然還能行動自如，發脾氣，下令殺死華佗，就算就是一些現代神經科權威人士所發表的曹操是慢性硬腦膜下

出血，的確很像，可是如果不做開顱術清除，它只能存活數月，而曹操死於殺華佗12年後，這不合情理。

②就算曹操是腦溢血形成凝血團，三國時代，無菌室、維生設備、止血等基本配套為零。開顱術完全沒有存在與生存的空間，這也是羅貫中所要的文藝效果。

③就算是配套齊全，手術可行，華佗也不會說出以利斧開腦袋這般的外行話，這也是羅貫中所要的文藝效果。要知道，當時手術器械是比針灸針大不了多少的小刀、小劍，與現代手術刀相比，它不能換刀刃，而刀刃長於現代手術刀，刀柄短於現代手術刀，總體比現代手術刀還小些，華佗又不是三板斧的李逵如何能以利斧開腦袋？

④以曹操之心術多，思慮不得安寧而頭痛愈來愈重，逝前已雙目失明看來這是腦瘤。惡性腫瘤中醫認定是由瘀血形成。請注意是陰血的血而不是血液循環的血。它命在旦夕，此非曹操之疾。良性腫瘤長在腦部亦是所謂的風痰，病侯說輕不輕，說重又一時半會無生命危險，此瘤漸漸長大，其實只要練丹道大小周天，約三個月症狀消失，約五年斷根。可是曹操只欣賞會打仗與會作詩的人才，而不尊重醫學專業，此瘤逐漸長大在別處尚無大礙，可是

在封閉的顱腔內擠壓腦組織，終於在12年後取走曹操的性命。

話說回來，肺脾腎三經都與水液與痰有關，痰症發生時應該從那裏下手？這時就顯現脈診三部九侯的重要，三部寸關尺，九侯是三部代入浮中沉，3×3＝9。寸代表心肺、關代表肝脾、尺代表腎，浮是表、中是半表半裏、沉是裏，就這麼簡單。雖然治療痰症需顧慮周身以提升全身陽氣，但是亦需以診脈定出各經脈強弱，並對弱勢一族加強護理治療，象棋有棄卒保帥之理，可是中醫不玩這一套，而對弱勢之部分必需加強關愛。

另外，簡單的脈象亦陷入中華技藝越來越繁雜的泥淖中，明末李中梓著《診家正眼》已將簡單的脈象發展至28種之多，以作者篆刻、書畫、二胡、簫、笛、太極化勁練出精巧觸覺之手指，亦不能分辨出軟、弱、虛……近一半之脈象，脈象亦需化繁為簡，我們只要能分辨出三部九侯中的，快慢、粗細、有力無力、就足夠了，其他都是玩魔術套招用的理論基礎。

民初軍閥時代，齊魯大帥不服那個四十歲不到的中醫，於是率兵踢館，叫那中醫把脈，把不準則砸館，把脈後那中醫說：大帥身體健康，只是在背上肝俞穴處被一片金屬硬物遮住，學生把不出是何事物。大帥立刻脫衣，在背後肝俞穴皮下果然有一小片碎彈片尚未取出，於是此醫名動省城，生意興隆。大帥回府後，摟著新娶的小妾說：已幫好了妳爸。

❹脾—運化水谷、升清、生血統血、主四肢肌肉

（1）運化水谷——就是現代生理學一切腸胃道及肝、膽、胰：

諸消化腺體集體運作之消化吸收功能。

（2）升清——將食入的精華以水液的形態上輸至肺，再由肺升降出入佈滿全身。升清功能如出狀況，重則形成痰症，輕則形成水濕，就是新陳代謝弱化的輕度蓄水，在減肥治療上第一次針治的第二天會驟減二公斤，這就是治癒了脾升清不良之濕。針灸推動陽氣化濕行水，使蓄水由尿排出，脾之升清翻譯成現代話語叫做新陳代謝。

（3）生血、統血——陰血修復陽氣，而由飲食經脾運化、升清，補充陰血，翻譯成現代話語，健康三大要素：飲食、運動、睡眠。脾生血、統血就是三大要素之飲食。而人靜血歸肝，肝藏血就是三大要素之睡眠。腎主骨，

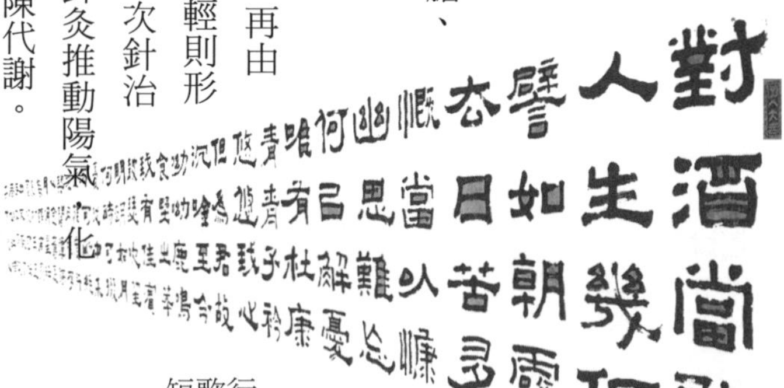

短歌行

力由骨出就是三大要素的運動。

（４）主四肢肌肉——這裏的四肢肌肉單指胖瘦而已，是治肥胖症及厭食性消瘦的重中之重，而與神經性疾病之四肢廢用、痙攣、肌力強弱…無關。

❺肝——主疏泄、藏血、主筋

【１】主疏泄——前章已說過什麼是疏泄，就是簡單的疏泄陽氣的氣滯而已。陽氣虛是陽氣的「量」達不到標準，而造成生理功能弱化，此時將在肺脾腎三經尋找消息，以提補陽氣。

陽氣滯是陽氣的「量」尚可但是「質」達不到標準，這分明是陰血不去修復陽氣，這就是肝藏血及肝疏泄的功能不良。請記好，肝不藏血則睡不寧，則夜間陰血不能修復陽氣造成功能性勞損。肝不疏泄則陽氣滯不得疏通，身體將進入亞健康態。

原來我們白天努力工作，身體無論在實質上或是機能上都會過勞、損傷的。當夜間熟睡時不是只在休息而已，而是通過自主神經的作用，免疫力、新陳代謝會總動員，將血液循環派送至各勞損部位，以修復軀體的勞損。例如白天參加十公里慢跑，之後肯定膝關節過勞，夜間熟睡時就由自主神經自動將血液循環集中於膝部，直到完全修復為止。此時雙膝局部溫度會略高於其他部位。如果肝不藏血則夜不修復終將造成膝關節勞損。

這裏插入一句話：消化系乃是人體第一大系統，夜間入睡消化功能將會減緩。如果飽食入睡，則不但所吸收的營養不得燃燒，將存於腹內腸外處，造成大肚腩的大胖子，並且消化系將攫取大部份的血液循環，以行其本身繁重的消化功能，則自主神經行事的推動血液循環以修復勞損的功能將低下或完全停止，而迫使人靜血不歸肝，喪失睡眠品質，血歸肝不是指血跑到肝裏去睡覺，恰恰相反，是陰血不用在白天跑來跑去，去滋補陽氣，而在晚上專注一門，叫肝去疏泄，去修復陽氣的氣滯，再經過陽氣去修復全身的功能，所謂推動血液循環，修復勞損，亦是經陰血修復完整後之陽氣去完成的。血不歸肝，則無法去修復陽氣，陽氣得不到修復，則無法推動血液循環，去修復機體。陽氣與陰血是每天工作24小時的。所以睡眠，睡的沉乃世上最補養身體之事，一切的蟲草、人參、燕窩、魚翅…都靠邊站去。

前面說過，隨著人均壽命提高，百年前少見的，令現代醫學束手無策的老年退化性疾病大量現世。而他們是中醫針灸內傷雜病項下無與倫比的強項，醫治這些退化病，分標本施治：

一，以針下發熱，加強局部血液循環、集中免疫力道、修復局部組織為標。

二，以針感循經感傳，恢復臟腑功能以提昇陽氣抗衰老為本。而抗衰老針後調理重中之重，就是——飲食、運動、睡眠。

①飲食（脾生血、統血）——早上吃的飽，中午吃的好，晚上吃的少。簡單的說就是道門的過午不食。

②運動（腎主骨、力由骨出）——每天運動讓心跳加速，流汗一次。

③睡眠（肝藏血、人靜血歸肝）——治好失眠症，保證夜裏沉睡7個小時以上。

或許有人有意見：咦？我的營養師告訴我們要每三個小時吃一次，每次半量，才不會造成胃空與胃脹，如此才能保養身體。的確如此，如果你是病危住院的病患，而且非但每3小時進食一次，醫生也會要求病患靜臥在床，不可下床走動。我們不可把急救生命的做法，當作好東西，而成為常態，身體需要鍛煉，新陳代謝也需要鍛煉，就是經常清空胃腸道，而動用存儲的能量供應系統，就是分解脂肪與再存儲。傳說張三豐能辟穀三月不食，而一次食盡一頭牛，這是傳說中新陳代謝極強無比的超人。不過真正的現代版是，在抗戰時，戰士斷糧，忍饑行軍一星期，早以餓的七葷八素，一遇到敵人，立馬持槍衝殺，一點也不會手軟腳弱，這就是真正健康人的完美的新陳代謝，而現代亞健康態之人4、5個小時沒補充食物就餓的頭昏眼花、四肢無力，這就是新陳代謝嚴重退化，能量供應儲存系統退化為零，也就是陽氣的極度退化，此人衰老的速度，將數倍於常人，是退化病魔眼中完美的獵物。

人靜血不歸肝，會造成失眠以及身體機能的退化，此時身體勞損得不到修復，則人體應急機制終於啟動了，是什麼？對了，就是高血壓！當陰血罷工搞得陽氣弱化則自主神經系無法集中血液循環於需要修復的器官組織時，則全體血壓提高，如此對於需要修復的器官組織多少都會增加血流量，而得到部分的修復，但是這是應急、應激的機制，在中醫針灸已是病態，叫做肝血虛，肝火亢。如果不理會高血壓，則將形成惡性循環，血壓持續升高，最後發生腦血管意外，俗稱中風，中醫叫做肝風內動，或是損傷心臟、腎臟……讀者至此應該清楚明白，高血壓明明是高壓，是實症，怎麼到後來診斷成陰陽氣血俱虛的肝腎虛而動肝火、肝風。這裏在重複一下，肝血虛是陰血虛，是修復生理機能的功能不足，完全與血壓、血液循環、紅血球、白血球的血無關。翻譯成中醫話語這就是陰血虛。

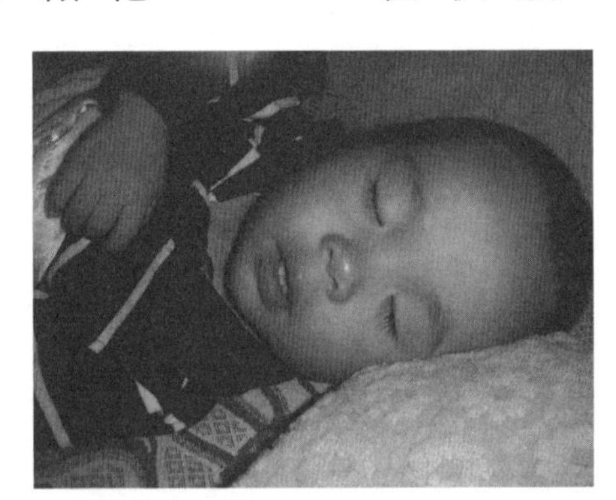

所以得了高血壓，只要將陽氣與陰血達到標準，則血壓自降。就這麼簡單，但是在需要長期晚宴應酬的人身上很難做到，所以只有服用降壓藥。

服用降壓藥當然可避免腦血管意外及損傷臟器的危險，可是我們可以看看身邊長期服用降壓藥的人是不是有以下症狀：

①陽氣修復不足容易成為慢性病的承受體。

②身體機能不足造成老化加速，實際年齡60歲的人，身體功能卻像80歲。

還有一個典型的例子，就是肩周炎，肩周炎俗稱五十肩，肩關節可做3D球形運動，是全身運動量及運動幅度最大的一個關節，當缺欠保養的人體進入到50歲左右，頭髮開始花白，視力開始老花，是氣血退化的一個關口。當氣血退化，則白天勞損的肩關節得不到睡眠時的修復，就會造成發炎而凝結的五十肩。還有一個地方也容易發生同一個問題，就是髖關節。

道理是一樣的，讀者可能要問膝，肘關節為何不會得五十膝，五十肘。

道理如下——

肩與髖關節為了達到3D環轉運動都具備了多條肌肉、肌腱、韌帶，一旦勞損發炎，這些小肌肉、肌腱、韌帶會互相粘結，一旦粘結關節就動不了，試著動就疼痛的緊，肘與膝關節只是屈伸關節勞損發炎了也不會粘結，只會退化僵硬，而不會成為五十膝與五十肘。記得多年前，作者治療一位五十肩病患，為了求好心切，持住手臂，以生理運動的方向強力旋轉，說時遲那時快，只聽嘶的一聲，就將凝結處全部撕開，肩關節也可以自由轉動了，可是病人卻痛的昏倒在地，雖立刻治癒，但也沒用，最後還是損失了一位忠實客戶。痛定思痛，以後再也不用強暴手法治病了，而完全按照中醫理論施治。全部的中醫治法只有三項而已——就是治標、治本、以及事後調養。

治本——提補全身陽氣

治標——針治肩周各穴，哪裡有壓痛，就針哪裡。長針貫穿關節，如巨骨透關節腔，肩前透肩後……並且運針至全肩發熱，血液循環集中，以消炎。

事後調養——醫囑病患將手臂伸直，做錐形轉圈，自下而上，自小圈而大圈，約兩星期就會自行轉開。

【2】肝藏血

這裏的血，不是血液流動，紅血球，白血球的血，而是專指陰血。肝能疏泄陽氣滯，就是它分派貯藏的陰血去修復陽氣。肝藏血像是貯滿食品的食品供應中心，那裏的陽氣有需要就向那裏派送食品。肝藏血翻譯成現代生理學話語是——自主神經對身體的修復機能。健康之人，陰血滿，肝容納不盡，於是轉化為腎陰精，貯存於腎。

【3】肝主筋

這裏的筋是筋肉潤動之筋，是神經病變造成的抽搐、抖動、廢用……。如帕金森病、腦血管意外、重症肌無力、癲癇、酒精依賴……均與肝火、肝風有關，它主要的作用標靶是自主神經系與運動神經系。

❻腎——腎藏精、主骨、生髓、主水液

腎的最重要功能在此——腎藏精，這裏的精可不是淫精的精，而是陽氣的貯存狀態。我們自小耳濡目染，聽到最多的就是腎。如腎虧、敗腎、補腎……最搞不清的也是腎，其實腎的功能是很簡單的，它可不是腎炎、腎衰竭、買賣器官、腎移植的那個腎。用現代解剖學翻譯中醫的腎，就是全體細胞的功能，包括細胞膜內外能量、電解質的互換、血液淋巴細胞的功能、神經細胞電流的衝擊、腺細胞的分泌……就是全部的基礎生理功能，而它們的實際控制中樞，就是腦部自主神經中樞，所以中醫的腎，應稱為「腦腎」。

【1】腎藏精——陽氣與陰血已達到正常標準，能夠正常運行生理功能，而尚有剩餘，則貯藏在腎，就是腎精。翻譯成現代生理學話語，腎藏精就是所有細胞中粒腺體的貯藏能量功能，而大腦控制一切，所以簡而言之就是腦

腎的貯藏。前面說過，純陽之體的嬰兒，不但體內陽氣超過標準，腎中貯滿了陽精。他們的陰血也配合的超過標準，腎中也貯滿了陰精。這才是真正陽氣與陰血的倉庫，而與肝藏血不同，肝藏血是自主神經主事，此時肝納入陰血作為本身疏泄功能的補給，以運作陽氣，修復全身。肝藏血，肝不是陰血的倉庫，而是陰血的集中貯存調度中心。

陽氣與陰血是功能而非實質，所以無法直接貯存，必須改變形態化為腎精才能貯存，如同氫氣與瓦斯，必須先化為液態氫與液態瓦斯才能貯存在壓力罐中。古甲骨文力求文字簡煉，清晰度不如現代語法，所以「藏」，通用在肝藏血與腎藏精。但是它們一是肝「藏」的調度中心，一是腎「藏」的倉庫。

當人體遇到生病、過勞、抗寒、中毒……陽氣與陰血消耗過大而不足支付生理所需時，則應激狀態啟動，立馬由腎精補充之，之後生活環境正常了，再重新化為腎精，貯藏於腎。如果將應激狀態化為常態，例如：房事不節、熬夜、飲食污染、空氣污染、酗酒、……則陽氣陰血持續消耗，需要腎精經常性的補充，則早晚耗盡腎精。在耗盡之前是沒有症狀的，可是當耗盡腎精之後，陽氣與陰血得不到補充而其人已將應激態化為常態，不習慣或不知改變生活方式以節流，這時腎虧症狀終於出現了。腎虧就是腦腎虧，就是陽氣虛，它們的症狀是一樣的。而且一旦出現症狀時，已是慢性後期了，可沒那麼好治，除了以針灸重建陽氣與陰血外，亦須問出病人的生活狀況，那裏有壞習慣，就要改那裏，有時病患不知自己的生活習慣是壞習慣。由此可凸顯中醫問診的重要性，只憑三指把脈而不問診的醫者，不是神醫而是隔空一掌就能將自己徒弟打飛到喜瑪拉雅山的神棍。你打別人試試看。

【2】腎主骨——

這裏的骨是：

①力由骨出的骨，代表身體的勁力。

②骨質疏鬆的骨，內分泌失常則造成骨質疏鬆，這裏也代表內分泌系統。請注意，在內分泌中軸上一切問題都與腎的關聯最大，它們是腦垂體、甲狀腺、胸腺、腎上腺、性腺。

【3】腎生髓——

髓不是骨髓的髓，而是脊髓、髓海之髓，就是腦的實體。心是腦的功能，而腎是腦的實體。所以精神病、病在心，而腦萎縮病在腎。而腦萎縮的老年癡呆症則是心腎同病。這是極頑固的病症，針灸只能治早期的輕症，晚期的重症則不能治。西醫的治法是服用神經性的藥物，能讓病人舒服些但不能改變病情的惡化。所以最好的療法是早期針灸治療，可痊癒，或是控制病情使之不再惡化。

【4】腎主水液——

脾將水上輸至肺，肺將水升降出入，傳佈全身，不就完結了，腎主什麼水液？其實腎是最重要的，因為腎的功能是將水汽化。人體的水，主要是指淋巴液，它像一朵充滿水氣的雲，而不是地上的積水、流水。如果沒有腎的汽化，則雲化為雨，流的滿地都是，脾也升不了、肺也降不了，就形成水腫，這裏的水腫是現代病理學的心源性水腫或是腎源性水腫，腫的很厲害，不同於新陳代謝弱化的輕度水腫——蓄水。

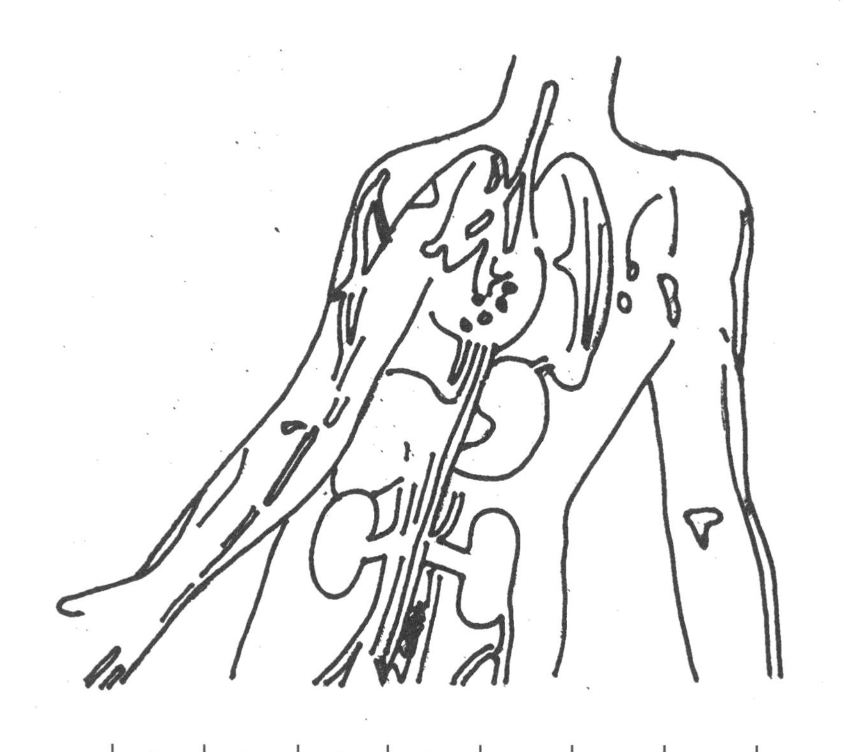

第十一章　六腑

六腑與五臟是一體的兩面，六腑是五臟的「表」，是功能，代表陽氣方面。五臟是六腑的「裡」，是後勤部，代表陰血方面。在我們心中應為六腑改名：大腸經改為肺表經、胃經改為脾表經、膀胱經改為腎表經、小腸經改為心表經、膽經改為肝表經、三焦改為心包表，而與真正的大腸、胃、膀胱、小腸、膽、三焦無關。

六腑有二種功能

一・為五臟之表——六腑為五臟所顯現的功能，這是中醫針灸全部的理論基礎。

二・六腑是傳送之腑，傳而不藏——這腔管形狀的六腑是後世醫家依中醫解剖學而添增的功能。它的確是事實，但在針灸治療上，它卻是廢物理論，完全無用。

前面說過，中醫的五臟六腑是腦部12個並未分隔清楚的神經團，在中醫針灸治療上，必以此為本，它們是解剖學臟臟器官的上一級控制中樞，而不是內臟器官的本身，它們所有的理論，就是前述臟象學說的那51個字的引申。如果以解剖學理論，強行代入中醫針灸治療，必然無效。

例如：吸收功能不良去治小腸經、黃膽病去治肝膽經、便秘去治大腸經……必然無效。此三者均只與脾之運化水谷有關，故均治在脾胃經。現分述如下：

【1】心與小腸相表裏：

心的本質功能只有三個字——主神明。而小腸是心的表，顯現心的行動與功能。所以心的本質不足，如愚笨、精神病……以心論治。

而心的本質不太差而顯現的功能不足，如健忘、煩燥、神經衰弱、抑鬱症……治在小腸。可是前面已說過，心是君主之官，君主是無過失的，不受邪的，所有的過失，病邪均由下屬承擔。可是當病情確實已影響到君主的心經，就表示下屬全都出問題了，事態已很嚴重了。李自成都已打到北京了，就算袁崇煥復生也不見得能救得了明朝。例如精神病，不可能一針而愈，一定要先找回脾、肺、肝、腎、心包各經，先提補各經陽氣，待全體陽氣達到標準（找回孫承宗、熊廷弼、袁崇煥、祖大壽……），再去調理心與小腸（修理崇禎這個沒理性者），這才是治病之本。

前面說過，君主不受邪，心包代受。這裏的心包完全是解剖學的心臟。六臟六腑中唯一的一臟，經絡理論與現代解剖理論吻合，述說的是同一回事，就是血液循環的推進器。現代解剖學稱之心臟，中醫臟象稱之心包。治在心律不整、心臟衰弱、狹心症、心血管病、心臟擴大……內關穴是其必用穴。

【2】心包與三焦相表裏

為什麼稱為五臟六腑，而不以事實稱為六臟六腑？原因就在心包。

五臟是腦部中樞的五個神經團，心包不是神經團而是真正解剖學的心臟，在丹道煉炁化神時，以內視返聽「看」不到它，所以它受到了差別待遇，被阻擋於五臟之外。

三焦為心包之表，水滸傳第十六回道：赤日炎炎似火燒，野田禾稻半枯焦。農夫心腸似湯煮，公子王孫把扇搖。禾稻枯焦之後水到那去了？是蒸發成雲了。三焦的「焦」是腎主水液，腎陽氣汽化了的水、蒸發了的水，而與燒焦，焦黑無關。前章說過，人體的水是腎陽這個太陽蒸發水液，形成天上的一朵濕雲——三焦之水，而不是地上的積水與流水——水腫之水。

上、中、下三焦根本是肺、脾、腎諸臟對全身的行水之功能。三焦病變是什麼？很明顯的是心源性水腫。這是古人常發之病，乃是生死悠關的嚴重疾病。在治療上亦需提補全身陽氣，再整治心包與三焦。

理解三焦，請讀者不要在教科書上鑽牛角尖，它是很簡單、單純的理論，請注意以下幾點：

①三焦只是心包的外候功能，翻譯成現代話語：心包是心臟，三焦是心臟的功能，就是血液循環。血液循環翻譯成中醫話語就是肺、脾、腎行水的上中下三焦功能。

五臟六腑名稱全被西醫更改意義再套用，而混淆了現代人對中醫的理解，唯有三焦這個血液循環事實而無需更改意義卻未被西醫套用。為什麼？因為三焦是一個一般民眾不認識的冷辟的詞彙。例如：大眾常用詞如大膽、腎虧、肝腸寸斷、沒心沒肺、沒胃口、發脾氣、膀胱無力……卻少有含三焦的詞彙。

②第二章說過，五臟六腑中樞的腦部12個神經團（其實是11個）界限不明顯，所以其功能有重疊，例如肺、脾、腎、三焦都與水液有關。但是治法卻完全無關，我們不可一遇到水腫就往此四經脈硬套，不可以三焦去治肺、

脾、腎，也不可以肺、脾、腎去治三焦，必須以脉診仔細找出最弱的那一條經脈（木桶定理最短的那片木板）加強之（請翻閱第十八章 四診）。

③一般心源性水腫治在心包（含三焦）肺（含大腸）內關尺澤是無可替代的穴位。腎源性水腫治在脾（含胃）腎（含膀胱）其募穴京門是無可替代的穴位。

④在心源性水腫與消腫時的比較，人體像是存在一個水囊形狀的大腔子，注水則水腫，放水則消腫，但這只是形而上學的假像，請記好三焦只是功能，而沒有皮膜之類的實質腔形器官。

⑤分辨心源性水腫或腎源性水腫以望診與切診辨症之。

這裏插句話：無論醫學在現代多麼受重視，但在古代卻跟雜耍、算命、風水、堪輿、戲曲……一樣，都被編屬於方技科，根本不受重視。為什麼會這樣？難道古人都視死如歸？

不是這樣的。事實上是在中國疫苗與歐洲抗生素發明之前，古人均壽較低，許多人尚未到達需要諮詢醫師的年齡，就已逝世。而身體保養較好，仰尊處優的富貴中人，嗜食葷肥，濫用礦物練制長生藥、壯陽藥、40歲後必定心血管病找上門。而冠狀動脈阻塞，心肌缺血造成心肌梗塞，終於形成心源性水腫。治此病，必須尊從醫囑，改變不良生活習慣，但古代富貴中人沒有這種觀念，也改變不了。所以他們至死都在罵醫學無用，醫師都是騙子。

至於真正長壽之人，如老子、伊尹、陶朱公、東坡居士、三豐真人⋯⋯。都是存大局於胸之高士，能防避疫癘及慢性病，不使心血管病上身，他們本身醫學知識就高於時醫，不須諮詢醫師。這類高尚之士，自古以來都是占人口比例的極少數，所以在古代大醫精誠，但是大多時侯無用武之地，只能為百姓除除膿皰，清清傷口，所以地位等同方技科。在古代歐洲也是一樣的，醫師地位低下。直到疫苗與抗生素橫空出世，則大部分以前認為必死的傳染病、幼兒病，得以醫治痊癒，使人類平均壽命大幅提升40年，醫師忽然成為萬民景仰的行業。

百年前愛迪生發明電燈，現在先進國家已停產了耗能源的愛迪生鎢絲電燈泡，而改用 LED 照明燈，但是不管怎麼改，別離使用油燈的世界，而改用電力照明，所有的成功都在愛迪生身上。

抗生素經過長時間的發展，已發展出多種與多代的新品種，但是能有今日的盛況，全部都歸功於最早的青黴素發現人——弗萊明。

而中國宋朝發明的由鼻吹入的天花疫苗，知識產權被歐洲竊取，發展成用牛做受體的牛痘。這可是疫苗之祖，在全世界無論國家先進或是落後，政府必年年為新生嬰兒注射疫苗直到15歲。多種疫苗囊括了一切令古代人幼年夭折的疾病。疫苗是低成本的抗病手段，它的成就明顯的在抗生素之上，如果沒有疫苗，嬰幼兒死亡率仍將居高不下，人類平均壽命亦將不會超過40歲，世界人口也不能超過20億。

疫苗是自東漢以來，宋朝中醫的唯一的一次重大突破，可是連中國人自己都不承認疫苗是中國中醫發明的。很多中國人完全不懂中醫，卻認為中醫不如西醫，現在再想一想，是嗎？

【3】肺與大腸相表裡

傳染病有空氣傳染與接觸傳染二種，其中空氣傳染直接由肺受之。被傳染了怎麼辦？中醫針灸沒有抗生素，唯一的治法就是提升自體免疫力。而肺之表——大腸經就是專門設置的調動免疫力之經脈。它不只能提高免疫力以對抗傳染病，亦能治療自體免疫力過激而引發的自身免疫性疾病，如紅斑狼瘡、類風濕關節炎、溶血性貧血、腎炎、一型糖尿病……

為什麼會引發免疫力過激反應？設想一下，如果你在路上被一個小混混摑一巴掌，會有什麼反應？你的個體已處在危急狀態，此時身體應急機制啟動，血壓升高、身體貯備的能量以血糖的方式注入血液循環，使你的力氣大增，以備攻擊或逃跑所須的力量與能量。

同樣道理，如果你經常處在陽氣不足的亞健康態，生命功能弱化，則是一具完美的疾病載體，疾病不找你去找誰？此時免疫力為了幫助你，應激反應於是發生。持續的過激免疫力會對人體自我攻擊的。隨著遺傳因素或臟腑不平衡，自體免疫攻擊何處因人而異，其中最輕的是過敏、哮喘較重，如果攻擊胰臟——一型糖尿病，攻擊腎——腎衰竭，攻擊神經系——多發性硬化症，攻擊外表——紅斑狼瘡⋯就比較麻煩了。

另外，異體蛋白質也會造成免疫力過激反應。去東南亞旅行要小心，不要吃太多蛇、蜈蚣、蜘蛛⋯等異體蛋白質，否則有很大風險引發免疫力過激反應的自體攻擊。

作者幼時，臺灣路邊排水溝尚未地下化，衛生條件不如現在，且夏天悶熱細菌繁生，有一次全身長膿皰，看遍西醫打了數十針血清劑，沒半點效果。後來改看中醫，那個路邊的黑暗中藥房內，留山羊鬍鬚的中醫，只瞄一眼，說：這簡單，去旁邊菜市場巷口賣蛇肉處，吃二碗蛇羹就好了。也不抓藥，也不收費。果真就二碗蛇羹，全身膿皰乾乾淨淨。

這是善用異體蛋白質激發免疫力的很好例子。如果當時拿蛇羹當飯吃，每天十碗二十碗，難免會得一型糖尿病，腎衰竭……之類免疫力高亢而自體攻擊的怪病。這也就是佛家所謂：為口腹之欲，恣殺生禽的業報。

治療免疫力過激是很簡單的：

①提升陽氣，消除亞健康態。

②調理大腸經，以平復免疫力過激反應。

③針灸局部被自體免疫力攻擊之器官，提高局部血液循環，以加快修復力。

讀者或許有疑問：提升陽氣、消除亞健康態，則免疫力過激反應自動會平復，為何尚須2，調理大腸經。3，針灸局部？

要知道，治這種病與別的病不同，是要爭搶黃金時間的，而分秒必爭。在自體免疫力尚未殺盡胰細胞，或已重傷胰細胞但尚未死絕時，加上2、3同治，實施搶救，這就是標本兼治的真正涵義。否則等到過了搶救黃金期，胰細胞死光了，此時就算把陽氣提升到張三豐般的超人級別也無濟於事，只能天天注射胰島素，以盡天年。

所以治病準則是標本兼治，其「本」是提升陽氣，就是不論什麼病，只是提升陽氣，以消除亞健康態，其輕症早晚自愈。而重症治「標」在對症施治，糖尿病病人雙足都快爛了，立馬治標，救了潰瘍再專心治本。急症的〃標〃非顧不可，如上述自體免疫力都要殺盡胰細胞了，怎可不顧？或是腦溢血，腦細胞缺氧都要死光了，怎可不顧？

但是也有許多慢性病，重中之重在治本，其標治與不治都無所謂。因為這時的治標不是治病，只是在玩手法，讓病患立馬覺得舒服，而對醫者的醫術敬重不已；這手法中醫會玩，而西醫玩的更厲害，所謂萬種感覺之不適，有萬種藥片去頂。就拿神經衰弱症候群來說：失眠有安眠藥、頭痛有止痛藥、激動有鎮靜劑、陽萎有壯陽劑、抑鬱有振奮劑……這種治法，立馬會使病患舒適些，但以長遠的眼光看，它會使病況愈來愈糟。因為它擾亂了人體自我修復力，也就是免疫力。

針灸的作用是集中免疫力，當自我修復力帶動集中一切資源修復一處，其他部位會缺少資源，人也沒精神，此時應該臥床休息，並應事先告知病人，否則會被誤認為「針壞了」。如果以振奮劑強力提神，立馬腰斬人體的自我修復工作。所以正確的醫囑至關重要。

【4】脾與胃

胃是脾之表，行使一切脾經功能，代表人體新陳代謝之功能。治在消化吸收功能不足，涵蓋現代解剖學之肝、膽、胰、胃、大腸、小腸…諸器官，及能量的貯存、脂肪的代謝…如其功能低下，則造成肥胖、消瘦、身高過高或過矮、胃炎、肝炎、糖尿病、倦怠、腹泄…。

在前一章說過，傳染病分空氣傳染與接觸傳染二種，其中接觸傳染就是所謂的病從口入，因為身上所沾染的細菌，最終都要由口入體，所以胃經亦是與傳染病有關，而能調動免疫力。只有胃與大腸二經冠以陽明之名，即是此理。它們就是足陽明胃經與手陽明大腸經。在調動免疫力之治療上，胃經如同大腸經。對於傳染病或是自體免疫病的嚴重病例，有必要胃與大腸二經合用。

脾的輸布精微是將含富養份的水液上輸至肺，再由肺升降出入輸布全身，理論上脾的動力是向上的，如果本經功能失調會造成動力下陷，形成功能性腹瀉，例如暴飲暴食的拉肚子，或老年性虛瀉。此時治法是提補脾氣上升，治在胃經足三里穴，以及脾經陰陵泉穴。

至於內臟下垂，最常見的是胃下垂、子宮下垂、脫肛……因為中醫解剖學，腹腔內的臟器功能多屬於中醫針灸的脾、胃功能，而脾又有動力上升的特質，所以後世醫家均將內臟下垂，認定是脾氣下陷，治在脾、胃二經。這是胡說八道，要知道，解剖學全部內臟均由韌帶系膜，懸掛於胸腔、腹腔內，而人體支柱力來源於肌肉、韌帶、肌腱、系膜、骨骼…

在陽氣不足時的亞健康態，人也懶懶散散的，最先造成肌肉弱化，再則韌帶、筋腱、系膜弱化，此時內臟下垂開始出現，最後形成骨弱化——脫鈣，沒持續力量。

治內臟下垂亦須標本同治，以子宮脫垂為例：治在提升陽氣，改善亞健康態，再用長針直接刺入子宮上方系膜處，在氣海、關元附近。輕度下垂，下針較高、重度下垂、下針較低。不要只在意於穴道，而是以掌壓按，同時問病患的感覺，及自己掌下的感覺，找出子宮上緣，由此處定位下針，而沒有固定穴位。其針感是好像一盆滾水，由子宮上一下子澆到陰道口，此時留針等待，約5分鐘後開始感覺子宮向上牽拉，留針約半小時，待牽拉感完全停止，好了，出針時子宮已完全回位了。治癒了嗎？還沒呢，必須令病患運動，鍛練，加強內臟系膜強度，否則3—6個月後子宮會再次下垂。

運動、鍛練裏面是有門道的，不應令20歲的小姑娘以散步去鍛練，因為動量太輕，無法達到強化軀體之目的，散步是80歲以上之老年人，以及大病後療養期人士運動、鍛練的主力。當然亦不能令90歲的老太太去練霸王舉鼎，是會受傷的。前面已提過，健康的三大要素是飲食、運動、睡眠。飲食是脾生血統血，睡眠是肝藏血，而運動呢？運動就是腎主骨，將在第十七章分析。

【5】肝與膽

肝主疏泄，肝藏血、肝主筋。膽行肝之功能。

膽經是最奇怪的一條經脈，它在頭部轉來轉去轉了好多圈，包含一大堆穴位，這是什麼道理？前面述說過，當肝經運作不良，喪失疏泄與藏血功能，於是陽氣得不到陰血修復與結合，於是成為孤陽，就是火，而這個火與將軍之官的肝，關係最大，所以一般稱為肝火，陽氣化為火則不行其當行之事，反使正常的津液阻化為痰，火是不做好事的，專找麻煩，會發展成風的。

風、痰、與火交互發展，將發生一系列的頭腦、神經病變。如痰濁上擾、暈眩、癲癇、頭暈、頭痛、脹、振顫、抖動、筋肉抽動…等病症。膽經就是為風、火、痰、專設的全方位治療神經性疾病的經脈。

大火成大風，大風加上痰阻經絡，就是腦血管意外，中醫稱中風。其實腦血管意外根本不是意外，應該翻譯為：亞健康狀態下，陽氣運作不良之腦血管後果。其治療上以膽經為主，而重用頭部諸穴。

【6】腎與膀胱

腎的功能只有4個：腎藏精、主骨、生髓、主水液。而行使腎功能的膀胱經，卻是12經脈中穴位最多的一條經脈。依穴位名稱，它的功能涵蓋五臟六腑所有的功能，這是什麼道理？

腎的4個功能，其一是腎藏精，其三是腎生髓。精是貯備的陽氣，隨時供給全身各臟腑。髓是脊髓，髓海為腦。本義就是：心是腦的功能（思維、聰明、大腦皮質），腎不是泌尿那個腎，而是腦的實質（自主神經中樞、全部大腦）。

這裏牽涉到腦對全身控制的自主神經系，透過12對腦神經與31對脊神經對身體給予補貼。而所有膀胱經上的俞穴，如心俞、肝俞、膈俞、脾俞、腎俞……都在這31對脊神經的神經節上。——膀胱經是腎（腦的實質）向全身各臟器輸送貯備陽氣（腎精）的路徑。

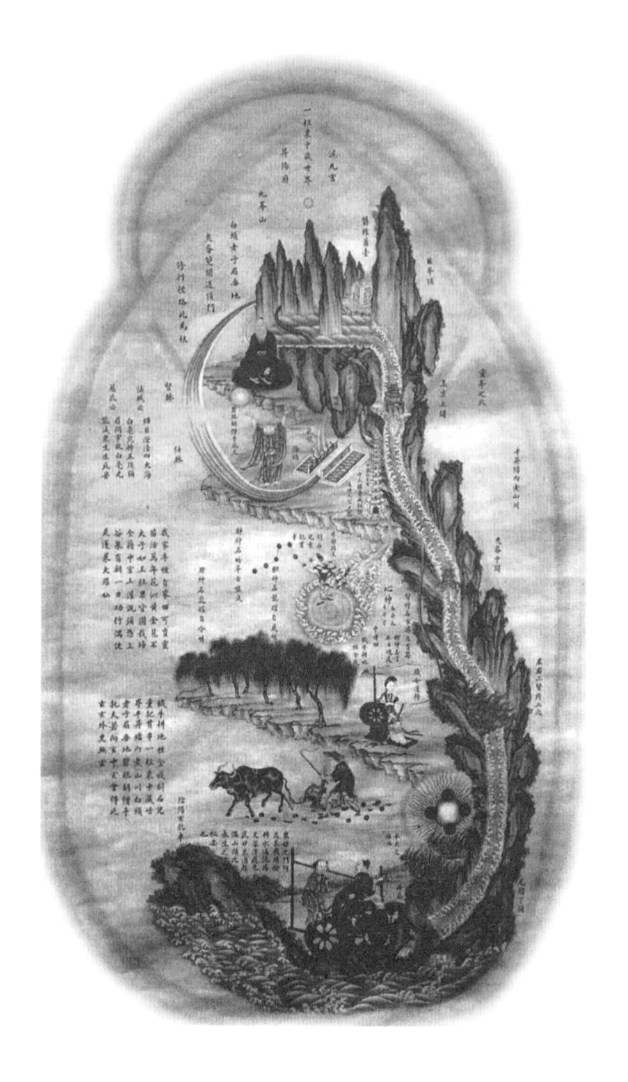

第十二章　道門丹道

現在我們先看看人體的12對腦神經，它們各有各的名稱以配合功能，如嗅神經主嗅覺、視神經主視覺……其中第十對腦神經——迷走神經，是很奇怪的，像是謎一樣，它竟然管理一切胸腔、腹腔、就是上、中、下、三焦一切內臟器官的平滑肌運動、粘膜感覺、腺體分泌、就是內臟的一切功能與活動。這是怎麼回事？

這要從進化論說起，眾所周知，目前地球上以人類為最先進的進化體，但是人類與所有的動物、植物一樣，在數億年前均由單細胞生物進化而來。在進化的過程中，有一個環節叫做腔腸動物。它們是無腦但有神經系統的蟲類，例如蚯蚓、蠕蟲…。它們沒有求食的能力，只能生存於食物中，如泥土、朽木……沒有思想，僅憑反射求活。之後進化到有簡單趨食性小型腦的魚類，就可以生存於食物附近，而形成食物鏈，大魚吃小魚，小魚吃蝦，蝦吃蜉蝣生物…。可是它們不能像人類一樣，自攜食物，遨遊天下。

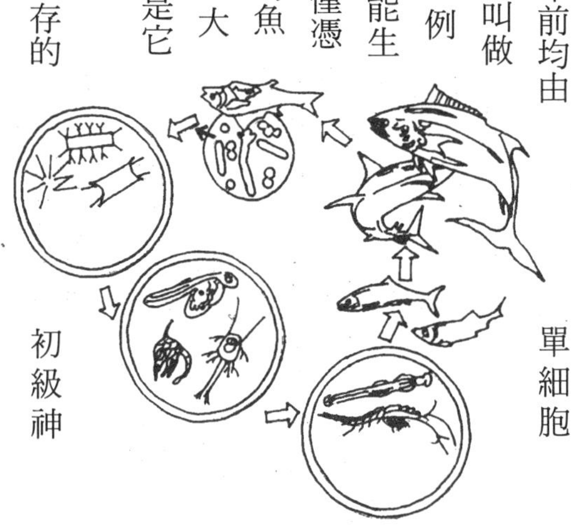

話說回來，這種蚯蚓、蠕蟲，只憑本能生存的初級神

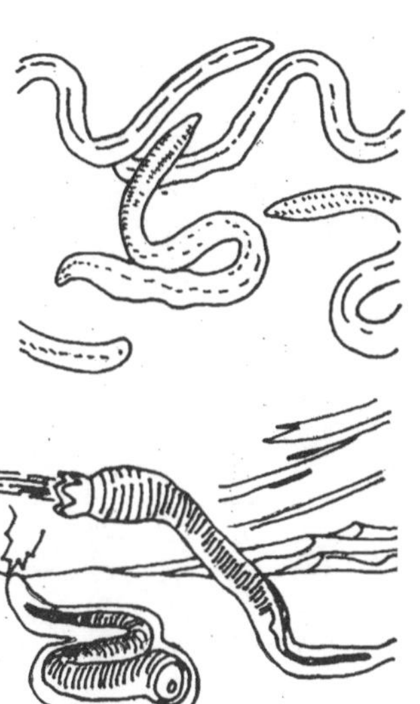

經系統。在進化過程中卻被完全保留下來，事實上，它們可以稱之散佈於胸腹的第二個腦，這也就是道門丹道先天狀態的腦。它就是迷走神經。

迷走神經主幹由咽喉兩側下行，並不粗大，但其末稍卻密密麻麻佈滿胸腔、腹腔各臟器。在各個臟器中以小腸平展面積最大，所以聚集最多迷走神經纖維，所以在小腸的三維中心點，丹道術語叫做「丹田」。丹田是一個區域而不是一個穴位。所以如果一定要求証丹田到底是氣海或是關元，是枉然的。

打坐練功時，感覺神經與運動神經泯滅，由迷走神經主事，這就叫做由後天態返回先天態。一直不為世人瞭解的先天態，其實很簡單。它就是迷走神經態，或是數億年前人類的早期進化態。回返先天態的過程是這樣的：

當修練者以雙盤打坐架好骨架而能全身放鬆，必須以雙盤打坐架好骨架，否則進入將入睡狀態時，會倒下而驚醒，就需重來了。在即將入睡前一秒鐘，滿腦子全是淺淺夢境時，將會忽然進入先天態，人將忽然極度清醒，全身失去控制，以及感覺不到身體的存在，自身像是處在虛無中金色的發光體，這就是感覺神經與運動神經泯滅，而迷走神經用事。此時腦中鷹鳴於天，金光轟然爆炸，丹田漩渦，兩腎灼熱，開啟自動呼吸，胸腹如風箱大動，而非氣息若有若無。旋即進入周天搬運，百日築基積存的陽氣由脊髓上升，就是督脈上昇。上腦（腦腎）後，經奇經八脈充填12經脈，其剩餘之陽氣則與陰血交合由迷走神經下降，就是任脈下降。具體路徑由眼球後、咽喉後、心臟、胃、再降到小腹的三維中心處—丹田。這個陽氣就是由腎（腦的實質）所藏之腎精，金光轟然爆炸，所釋放出的陽氣。修練者能清楚的感覺得到。

　這裏用了2個自動，自動呼吸與自動周天循環。其實丹道是中國最古老的東西，也是最單純，最簡單的東西。它的所有功能、現象、氣機發動，都是全自動的。修煉者只要靜靜的坐著，全身放鬆任丹田自然呼吸（以橫膈膜上下呼吸，而不動胸腔），順勢放頂（頭部的感覺下傳），不論呼吸，都要放頂，吸氣時頭部的感覺隨吸氣下行，順勢下傳，呼氣時全身放

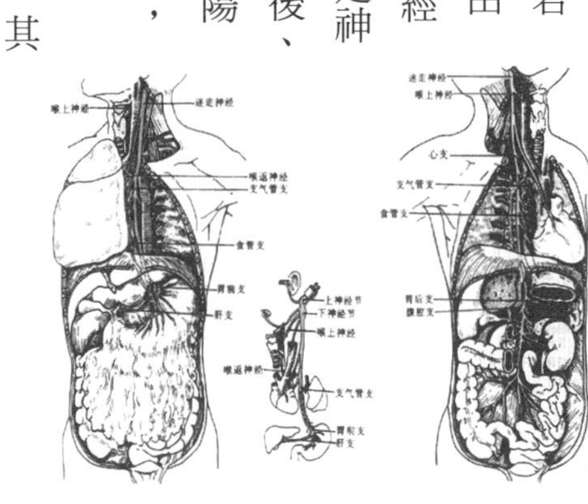

鬆氣息自出，這一放鬆則順勢放頂。放頂路徑與小周天迷走神經（任脈）下降一樣，由眼球後、咽喉後、心臟、胃、再降到小腹的三維中心處—丹田，唯一不同是它不聚丹田而繼續下行，一直到雙腿、雙足。這就是莊子云：真人呼吸以踵（腳跟）的真義。放頂的感覺是全身發麻，剛開始時放頂是因呼吸轉換而斷續的，之後就能連成一片，一直放，全身一直發麻，直到百日築基完成，則感覺與運動神經泯滅。這就是透過迷走神經，漸進的收集陽氣，充實丹田。而丹田與五臟、十二經脈一樣，都是腦部中樞透過感覺神經對末梢神經的「映像」而不是真實存在的，所以充實丹田就是充實腦腎之腎精。這是最好的補足腎精的方法。但必須戒絕三件事：酗酒、熬夜、色情。酗酒將直接動搖神經系，熬夜則陰血不修復陽氣，這種本來就要氣滯的陽氣，如何能自動周天搬運、一舉衝破三關？色情的門道最深，將在篇末單獨提出解釋。

好了，對於健康的人，大約三個月，每天半小時的打坐練功，百日築基即將完成，待到馬陰藏象（生殖器暫時廢用性萎縮）時，立馬就要進入先天態了。

這裏解釋一下丹田：

丹田是腹腔大團迷走神經末稍的三維中心點，以「氣」內視看丹田與五臟六腑不同，它是一個沒有下限的大腔子，而且大小不定，小的時候體積如同一個學生的背包，大的時候像銀河系的漩渦星雲。請記好，道門叫做丹田漩渦，不是法輪轉動，是漩渦轉動，漩入丹田，透過迷走神經將補足的腎精漩吸入腎（腦的實質），待腦腎之腎精滿，則腦中鷹鳴於天，金光轟然爆炸，腎精化為陽氣則開始周天搬運。周天搬運能純化陽氣，為之後的大周天—煉氣化神做好準備。古代多少道門宗師，都無法說清丹田，這倒不是故意藏私，而是無法用文字說清。禪宗：明心見性，不立文字。亦是此理。莊子云：真人呼吸以踵（腳跟）。就是形容丹田這個大腔子沒有下限。所以放頂必須再下傳，無論下傳多遠，都是氣聚丹田，不可只聚於小腹，因為那是幻覺。

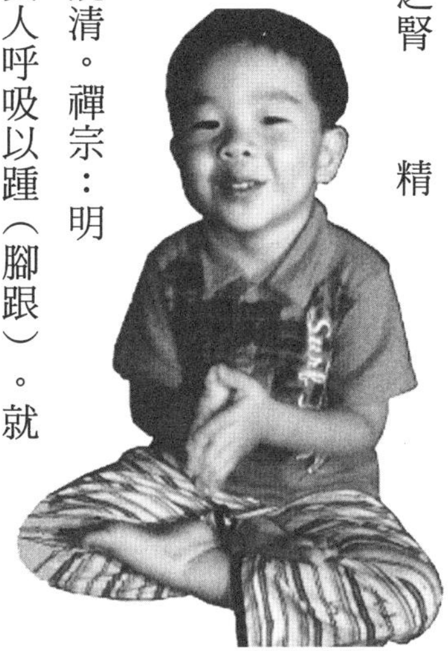

道門丹道以打坐練功，補足腎精，漩入丹田，經迷走神經，以及脊髓之自主神經，充填於腎的實質—腦。待腦腎貯藏之精滿，則釋放為陽氣進行周天搬運。

請讀者不要一提到「腎」就想到解剖學泌尿的「腎」。它除了腎上腺之外，與中醫的「腦腎」關係不大。

對於亞健康態或是有慢性病（痰飲）之人，百日築基後，陽氣已超過正常標準，則身體自然回復健康，痰飲自動消失。對於病情較重（瘀血）之人，則開始氣衝病竈，在陽氣衝擊瘀血時將忍受一些痛楚，如肝硬化患者會產生強烈肝痛，胃炎患者會產生強烈胃痛，肺癌患者會產生強烈胸痛……。再繼續修煉3個月，則病竈一一被衝開，身體完成修復，總共六個月則將進入先天態。

至此，讀者應可體會出，針灸並不是一門神話的醫術，它只是道門丹道的一個分枝。對於絕大多數不懂打坐練功之病患，針灸以外力介入，強行推動經脈循行而氣衝病竈，此時病患亦將忍受一些痛楚，是所謂的針治反應。待病竈一一被衝開，則身體完成修復，這才是實質義意上的治癒。以針灸氣衝病竈亦需具備充沛的陽氣，否則不能有效，中醫治病首重固本培元、標本兼治即是此理，「本」就是提昇陽氣，「標」就是用所提昇的陽氣去氣衝病竈。它們的原理與道門丹道完全吻合，根本沒有任何神奇之處。

以上這短短的幾句話，足夠氣功大師著述百本鉅著，他們會告訴你以神率氣，就是用意念控制呼吸，用意念將氣的感覺向下導引，由會陰入督脈，再向上導引。可是這裏面有一個大問題，意念一動，勢必將迷走神經主事之先天態，拉回到感覺、運動神經主事之後天態。

如此得到的氣感全是弱弱的幻覺，這也是許多大師讀破萬卷書，練功一輩子，仍在人云其云的原因，因為他自己從未進入過迷走神經之先天態。

當丹道進入先天態後，將很快的啟動大周天——煉氣化神的階段。這時就可以，以內視返聽見到前章所述，奇奇怪怪的腦部五臟六腑中樞，及道門丹田。對的，它們全在迷走神經中樞。但是我們以「氣」去看到的它們，並不在腦部中樞，而在胸、腹腔內的神經末稍，因為神經末稍的敏感度大大高於神經中樞。所以，以「氣」看到的五臟六腑，是腦部中樞對胸、腹迷走神經末稍的「映象」，這個「映象」正是中醫臟象學說：五臟六腑「奇奇怪怪」的具體形象。

丹道釋放的陽氣，再加上本已在標準線上的陽氣，如此大量的陽氣，可將生命力達到超人的標準。武俠小說，男主角練功大成時都要承受真氣太多，經脈撐大的痛苦，其原型就在這裏。其實丹道進入先天態是很舒服的，一點也不痛苦。

當陽氣到達超人標準時，一切的亞健康態、退化病、老年病、癌、抑鬱症……全都將清除乾淨。

在練氣化神時，神經系統亦強化到達英雄的程度，這裏的神經系統，包括感覺神經、運動神經與自主神經系。

我們看慣了美國電影，英雄的形象都是大肌肉，大塊頭。其實不是這樣的。英雄是指神經系統強韌無比之人。失敗了，再努力。又失敗，又再努力，不成功，決不放棄，這就是英雄，很多英雄是瘦弱矮小的婦人。例如英阿戰爭中，英國首相柴契爾夫人。

大家都知道，肌肉衰弱之人手無縛雞之力，而神經系統衰弱是什麼？是神經過敏、多愁善感、擔心、害怕、激動、生氣、猶豫不決、失眠、急燥、胡思亂想，最終進入抑鬱症。這一大堆症狀，其源頭就只有一個——神經系統衰弱。

治療上不可逐症去治，否則好了這症，又壞了那症，永遠沒完沒了。要無視症狀，直指源頭，就是強化神經系統。如何強化？

如果得到如同作者般的道門宗師教導丹道，那就全解決了（不太可能）。如果得不到，就以針灸治療，一樣輕鬆解決，其法如下：

《1》神經系統的功能（大腦皮質）在心經，其本質（自主神經中樞，全部大腦）在腎經，針灸須心腎合治。

《2》空腹入睡，白天工作傷腦筋，夜晚由陰血組織陽氣，以自主神經派送，集中血液循環方式修復之。所以必須空腹入睡，不使夜間消化系統運作，攫取大部分的血液循環，而令夜間修復的功能停擺。中醫術語叫做：人靜血歸肝。

《3》俗話說，當你猶豫不決時，就去跑步吧。可知運動能強化神經系統。

1+2+3 ＝治癒

腎最主要的功能是藏精，腎是陽氣的銀行，釋放腎精，則為陽氣，派送至全身，為全體臟器功能的貯備倉庫。回收則為不動之腎精。

腎生髓，這裏的髓專指脊髓、髓海—腦。心是腦的功能（大腦皮質）。而腎是腦的實質。這個實質就是指全部大腦及其自主神經中樞，和其所控制的各內分泌腺。腎所藏腎精的多與少，翻譯成現代話語就是自主神經的強與弱。

每個人的任脈（迷走神經系）與督脈（脊髓）都是不斷循行的，任督二脈都是通的。

但是一般人是沿脊髓由上而下，派送腎精所化的陽氣，是支付、是消耗。而丹道周天搬運是逆行，如潮水滿溢，倒灌江河，是沿脊髓自下而上，是補足、是強健。

膀胱經代腎行事的功能，就是自主神經中樞（腦腎），透過脊髓這31對脊神經，向全身臟器釋放腎精而來的。

我們知道，控制現代生理學的內臟器官，除古代迷走神經系（任脈）。尚有自脊髓（督脈）下行的自主神經系。所以情緒會影響內臟的運作，例如，驚嚇時，食沒食欲及腹泄。這就是病源理論，七情六淫之七情。

在這31對脊神經節上，依相應的高度，後世醫家訂出各臟器相應的穴位。如肝俞、脾俞、肝俞、膈俞、胃俞……。

請注意，膀胱經在背上的各個俞穴，是後世醫家依解剖學所量身定制的。例如：肺俞就是肺炎的肺，與肺氣升、降、出、入、無關。肝俞就是B型肝炎的肝，與疏泄功能無關。大腸俞就是便秘的大腸，與免疫力無關。

雖然背俞穴是中醫針灸的進步，但經過作者測試，其治療效果與正統12經脈相差甚遠，而從不使用。因為背俞穴傳到本臟須交換神經元，所以其療效不如直接針灸腹部十二正經相應穴位。以便秘為例，直接針足陽明胃經之天樞穴，立馬可將大腸蠕動起來，甚至在肚皮上都可見到大腸的蠕動，而立刻解除便秘之急。這種效果大腸俞卻做不到。如果天樞與大腸俞合用，則分散治療集中度，效果弱於單針天樞穴，強於單針大腸俞。

道門丹道，必須禁絕三件事：酗酒、熬夜、情色。現在單獨提出解釋情色礙道的原因：

無論男女，在達到情欲高潮時，都會感覺到全腹部酥麻，有一種不可抑制的歡愉振動感，這個感覺就在迷走神經纖維末稍。它與丹道進入先天態的感覺雖不完全一樣，但相差不多。進入先天態的歡愉感能持續很長時間，性歡愉則不能。以中醫針灸眼光來看，二者均是腎精化為陽氣。丹道所化的陽氣將加入經脈循行，以強健整體的陽氣。情色卻需消耗陽氣，以振奮生殖系統，為受孕鋪好溫床。所以中醫優生學重中之重，就在女性達到高潮受孕。高潮愈強烈，所消費的陽氣愈多，後代愈優秀。反之，女性性冷感（相學之體相，是克子之相，旺子相之女，是神經敏銳，快速高潮），或其夫神經衰弱之早洩，而無法達到性高潮，孕育的後代就是阿斗，少帥之類的人物了。

中醫優生學在男性則重在節房事，以提高精液的數量及品質。受孕前至少要節欲15天（月圓，月朔）。古時帝王三宮六院，夜夜春宵，龍種受孕前不可能節欲15天，王朝後代遺傳規律，都是愈來愈糟，即是此理。十八歲青年男女第一次偷情，生的小孩一般都是人上人，亦是此理。

所謂的房事損耗腎精，就是腎精化為陽氣，以振奮生殖系統，用完就消耗了，與男性射精之精液不同。腎精化陽氣供給生殖系統的是一種功能，用完就消耗的是生命的能量。所以很多低等生物，受孕完畢則集體死亡，即是此理。精液本身只是一點蛋白質而已，但是它卻是腎精損耗與否的重要指標。我們測不出腎精的貯量，但是可由精液的損耗量，而得知腎精的貯備與損耗。過度手淫將傷及腎精，造成「腦腎」腎虧。此時服用動物生殖器去補腎，只有精神治療的未定療效，而無實質意義上的效果。

這裏舉一實例，讀者當可明白腎精與淫精之不同：

有個25歲，重度抑鬱症病患求診。脈診：寸、關脈微欲絕，尺脈為0。經話語引導，問出原因，原來這病患聽信醫學小道消息：射精可清洗前列腺，預防前列腺癌。於是每天手淫5次，次次射精量遞減，到第5次射精時，幾乎已無精液排出。自己認為，日手淫5次，歡愉5次，但精液流失量只比日手淫一次多不了多少，不應對身體有害。

作者回答如下：

精液只是一點蛋白質，流失量多一些，少一些並不重要。重要的是手淫過程擾動迷走神經，擾動自主神經系，就是損耗陽氣，損耗腎精，損耗生命能量。

手淫5次，淫精的損耗量不到2倍，但是損耗生命的能量卻超過5倍，因為這種做法是竭澤而漁。它所損耗的不是相加而是相乘的倍數。精化氣、氣化神、重度抑鬱症是「神」崩潰，其根本就在腎精竭、陽氣失。

一般人只要不太過份，一星期2～3次性生活是沒什麼問題的。道門丹道卻須整整三個月巍巍道心，色心不動，則腎精滿。翻譯成現代話語，就是強化迷走神經系與自主神經系。這時自然馬陰藏相（生殖器暫時廢用性萎縮）。這而迷走神經則處在蠢蠢欲動狀態（一種類似慾火的感覺，但不是慾火）。這就是丹道進入先天態之前而做好的準備。為什麼三個月？記得嗎？傷筋動骨一百天。而改變身體結構、體質就是三個月。這時要非常小心，遠離聲色場所，待後天返先天，啟動周天搬運，迷走神經會忽然靜定，其蠢蠢欲動狀態立刻消失不見，而身體各項功能指標全都達到頂點，則智慧之門將同時開啟。

南柯一夢，是智慧之門的標準示例，原來蟻獸間的爭食爭權，以人類的智慧層次看來，根本不值一哂。而穿越智慧之門之入稱為真人，民間稱為

「仙」。同樣的，人世間的爭權奪利、悲歡離合，在穿越智慧之門的真人的智慧層次看來，亦是不足一哂。

所謂煉精化氣、煉氣化神、煉神還虛、煉虛合道。

★煉精化氣：小周天能強化生命力，令陽氣達到超人程度。

★煉氣化神：大周天，強化神經系統，達到超人程度。此時強大的神經系統能捕捉到空間游離微弱的電波，直接在腦中形成模糊的識覺，這就是所謂的天眼通、天耳通、他心通。也就是時下所謂的特異功能。特異功能就只是如此，而不是瓶子出藥、盆子出蛇之類的魔術把戲。史上著名軍師，如范蠡傳奇、水滸吳用、三國諸葛亮、明劉伯溫⋯都是此類人物，能以天眼通、天耳通、他心通、揣摩主子心意而已，並沒有其他大本領，真正大本領是戰國李牧、漢周亞夫、唐李靖、南北朝劉裕、宋岳飛、明袁崇煥、清左宗棠、抗戰孫立人、韓戰彭德懷，他們從不揣摩主子心意而以事實與主子爭辯，以實力破敵，但也易招主子忌恚。

煉精化氣與煉氣化神，是一體兩面的，就是說如果做好百日築基，自動進入先天態，則大、小周天將次弟到來。如修煉武術內功，以識覺（感覺與運動神經）用事，盡小周天之武術功能，則須破滅虛空（放棄以往的習慣），才能以武入道，進入丹道之門。

★煉神還虛：就是穿越智慧之門，進入真人境界（成仙），而能看開一切、放下一切、看破一切。穿越智慧之門才是丹道追求的目標。

★煉虛合道：這是用來裝飾的廢話，不需理會。

第十三章　運動

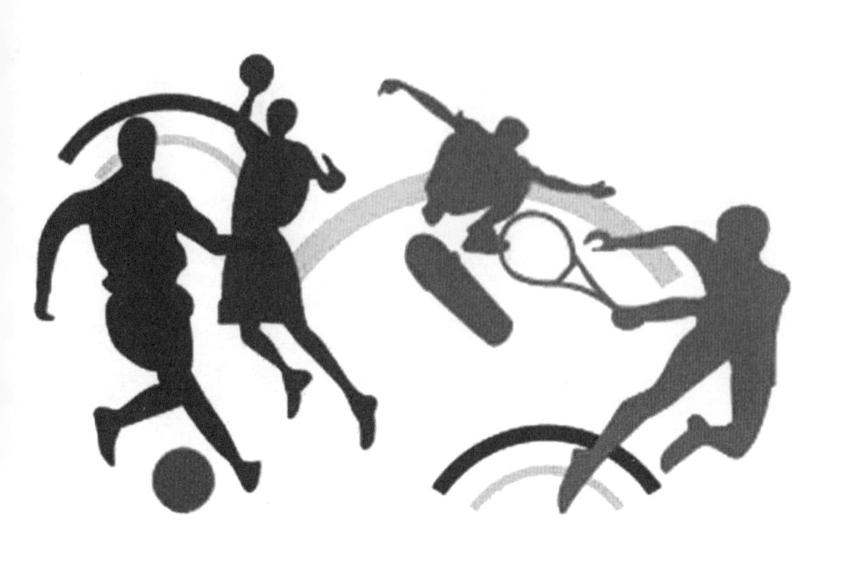

運動就是腎主骨，所謂的力由骨出。手無縛雞之力，與魯智深力拔垂楊柳，不同之處就在骨力具備否，如果不具備骨力去

拔樹，肯定將傷到腰脊。當一個虛弱之人開始鍛煉身體，先強肌肉，然後肌腱、筋膜、韌帶會接著強化。

骨是最後一步。肌肉強，骨不見得強。（想想看掰手腕掰到前臂骨折的例子）。但是骨強，筋肉一定強。中醫的解釋非常簡略，力由骨出看似胡說八道，但是當明白它真正含義時，就會明白它是非常合乎人體科學的。運動強化呼吸、循環、關節、內臟、制止骨與關節退化以抗衰老，強化內臟的實質與功能，以強化新陳代謝。運動強化腎氣、強化陽氣、強化人體生命的全部功能，是治療一切慢性病不可缺席的配套治療。

運動鍛練分為5個部份，懂得運動之人，重視這5個部份，不偏失任何一部份，則過百歲仍能天天運動。

不懂運動之人，練就一身大肌肉，六七十歲後混身疼痛，一身是病，自然壽命也達不到天年，現將運動的5個部份分述如下：

（1）心肺運動

心肺運動使呼吸及血液循環加速，是強化新陳代謝不二之選，如跑步、游泳、跳繩……。

人體新陳代謝像是汽車引擎，引擎運作良好，則燃料燃燒完全，車子有力量，人也就有精力，做事決不拖泥帶水，而沒事找事幹，這就叫做—天行健，君子以自強不息。良好的新陳代謝不但是身體健康的保證，亦是事業成功的保證。

相反的，如果新陳代謝弱化，就如同汽車引擎燃燒不完全，沒推動力而冒黑煙。在人體就是成天軟綿綿不想動、不起勁，遇事拖拉總推到明天。而這個冒黑煙就是冒出我們不想要的病態東西，在人體因人而異，如肥胖的脂肪堆積、膽固醇、血脂、尿酸、子宮肌瘤……都叫做冒黑煙。當汽車冒黑煙時，我們第一件要做的事，就是回家後將引擎熄火，不可使已受損的引擎徹夜運轉。

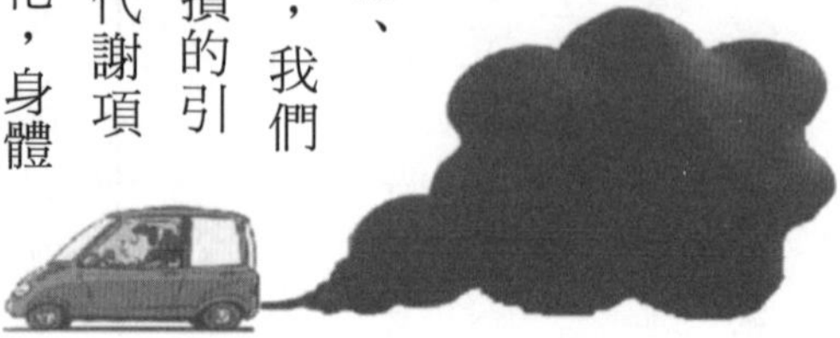

在人體新陳代謝項下最大的系統就是消化糸，看出來了嗎？要治新陳代謝弱化，身體冒黑煙的這些疾病，除了針灸調整之外，

最重要的2個配套治療，就是心肺運動，與夜間關閉消化系統（引擎）的運作。

這在養生學上叫做—早飽、中好、晚少。

在俗諺叫做—皇后的早餐、公主的中餐、乞丐的晚餐。

在丹道上更為嚴格，叫做—過午不食。

這裏的運動要旨在於激發新陳代謝，不需要每天運動到累的半死，作者經常要求病患每日做2分鐘的心肺運動，就夠了。例如跳繩100次、跑步200公尺、爬樓梯8層樓⋯。

（2）肌肉運動

肌肉運動是用來強化身體的力量，如馬步、伏臥撐、器械鍛煉⋯其中馬步是至為重要的一項運動，我們知道雙腿占全身半數的肌肉，只要雙腿有力，就可保證全身肌力的平均值達到標準，而且保證下肢靜脈血循，可以輕鬆的對抗重力，靜脉血輕鬆的回流至心臟，而保護心臟。

另外老年人最怕摔跤，本來明明健康正常的老年人，一經摔跤後就長期臥床了。而摔跤最主要的原因就是雙腿肌力太弱，所以老年人必須鍛煉腿力，而鍛煉腿力最好，最簡單的方法就是馬步，這個馬步不是要求去打南少林工字伏虎拳那個四平大馬，而是請你在看電視、打電話時不要一直坐著。站起來，膝蓋彎曲成60。角，身體重心只在一腿，累時重心換另一腿，約15分鐘也就夠了。

馬步也是保護與強化膝關節很好的鍛練，因為當直立時，膝關節中，大腿股骨頭與小腿脛骨頭，永遠都是同一接觸點支撐體重，雙膝彎曲時，則改變支撐點而保護膝關節。或許讀者有異見：現代健身房的運動器械鍛煉，又科學、又時髦，豈不比那土裏土氣的馬步要好？這也不無道理，但是老年病患連這麼簡單有效的馬步都不能或不願做到，能強迫他又費錢，又費時間天天去健身房？請記住，真正有效的運動鍛練是天天做一點，而不是一曝十寒。

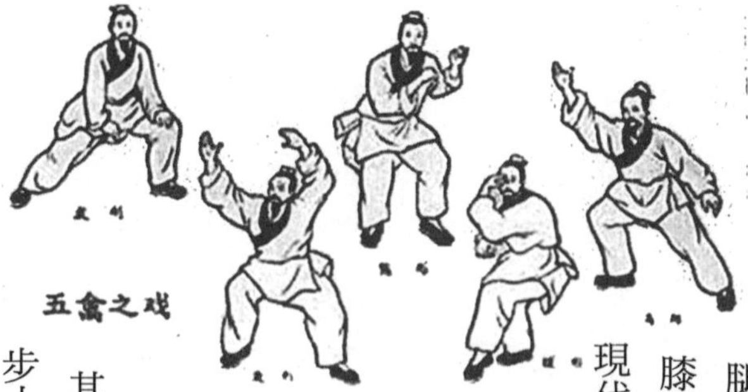

五禽之戏

（3）關節運動

莊子書，道門五禽戲：熊經、鳥申、猿行、鹿捷、虎勢。其中猿行是什麼？我們可以比較一下，猿在行走時與馬在碎步小跑時有何不同？猿是全身鬆垮垮，搖搖擺擺的向前行。而馬是全身僵硬，以蹄擊地前行。而一、二歲的小兒，也是全身鬆垮垮，搖搖擺擺的向前走。偶爾摔一跤，就像一團橡皮泥落地，沒有應力點，也不會受傷。

而許多老年人，卻全身僵硬，失去猿行搖擺的動作，如果跌倒就如同玻璃杯落地，單一觸點與地面硬碰硬，鮮有不受傷的。這就是關節退化，僵硬黏結的後果。

普通關節退化，只是影響行動，使生活品質下降，而脊關節退化將直接影響31對脊神經之自主神經系，使腦腎之精下行之路受阻而使身體功能退化，陽氣受損。

年輕人早晨睡醒，忽一下就跳下床，關節退化之老年人可不行，要躺在床上活動一會才能下床，這是因為睡眠時，人靜血不歸肝，陰血不去修復關節，反而因睡時靜止不動，使關節血液循環減少，而致早晨僵硬更甚，活動一下或到了下午，血液循環回復正常，則自然緩解。

肌肉的運動鍛練，要求標準不高，在任何一個年齡段，只要去鍛練，都可以得到強化。但是關節不行，當關節退化超過一個限度，則造成不可逆轉的損傷、變形，那就麻煩了。所以關節運動鍛練必須從年輕開始。

什麼是關節運動？就是體操及一切運動之前的熱身動做。一般要求病患做的關節運動，是從身體最高的一個關節，做到身體最低的一個關節，數著圈轉下去，左右各轉十次。

順序如下：

1，頷關節——下巴立圓轉
2，頸　部——頭平圓轉
3，肩關節——肘伸直，大臂立圓轉
4，肘關節——小臂立圓轉
5，腕關節——手立圓轉
6，指關節——手指抓放，動搖
7，腰　部——上半身平圓轉
8，髖關節——垂足，膝部立圓轉
9，膝關節——雙膝平圓轉
10，踝關節——足尖立圓轉
11，趾關節——足趾上卷，下抓放

（4）內臟運動

所有的運動都是由肌肉做原動力而帶動其他方面。如心肺運動是肌肉運動而帶動供應氧氣及血液循環的心與肺。關節運動是肌肉做原動力而旋動關節。

內臟運動也不例外，亦是由肌肉運動而牽動內臟。它的標誌性動作是：

——腹式呼吸

——提肛

——道門五禽戲之熊經

腹式呼吸是橫膈膜上昇下降，上下牽動內臟。

提肛是肛門附近肌肉上提，向上牽動內臟。

熊經像一只大黑熊，經常左右轉動，而左右旋動內臟。

它們鍛煉的不是外表好看的健美，也不是用來欺負人的力量。而是伸動內臟，強化內臟功能，而提升陽氣的層次。內臟運動是道門丹道、中醫養生、武術內功的重中之重。

（5）綜合運動

物競天擇，適者生存。進化是一個極殘酷、極現實的生命淘汰法則。數千年前，愛斯基摩人入遷北極，在冰天雪地的居住環境中，再也食不到人類賴以維生的五穀雜糧，蔬菜水果。食物成了單一化，就是魚。之後大部分人因無法適應飲食變遷，遭進化淘汰，而英年早逝。小部分人總算熬過，亦壯年而亡。經過數個世代以死亡做篩選，最後剩下的人都適應了單一食物—魚。雖然如此，愛斯基摩人千年進化是攀比不過人類總體億年進化的，所以專吃魚的愛斯基摩人，未有人能活過百歲而盡天年。

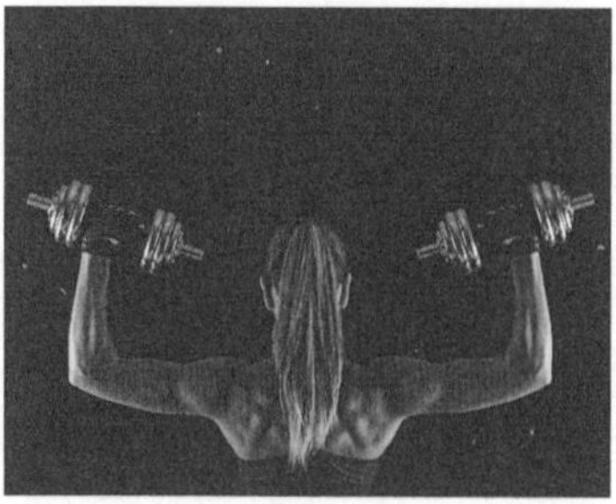

——飛翔是老鷹最好的運動。

——奔騰是駿馬最好的運動。

——跳躍是青蛙最好的運動。

最好的運動都是各物種億萬年進化而作為求生、求食的運動。那麼人類最好的運動是什麼？

那也是人類求生求食，發展進化的運動。

肉食動物牙齒像虎，草食動物牙齒像牛，人類牙齒在虎與牛之間，人類是雜食動物。在農業社會發展以前，人類早已進化完成，當時人類求食最主要就是採集。每天都要奔走長距離去採集根、莖、種子、果實…。所以走路、跑步、爬樹的攀爬是人類最好的運動。

人類也要吃魚，吃肉，所以捕魚的游泳，打獵的武術也是人類最好的運動。

它們如同愛斯基摩人改變飲食遺傳一樣，經過無數世代以死亡做篩選，最後形成的最適於人類的運動。尤其是游泳、攀爬、武術，是綜合運動的代表。它們已包括一切的肌肉、韌帶、骨骼、心、肺、關節、內臟……之各種運動。

功夫巨星李小龍，不知此5種運動互相配合的重要性，躺在床上用電擊刺激運動肌肉，雖然成就了一身好看的大肌肉，但心肺運動跟不上，相比之下，心肺至為衰弱，如果他平時也跑步、跳繩、游泳…做些心肺運動，就算是服用禁藥，也不可能以武術大家而亡於盛年。

對了，跳繩，現在讀者應該知道，為什麼拳擊手的鍛煉主力是跳繩。

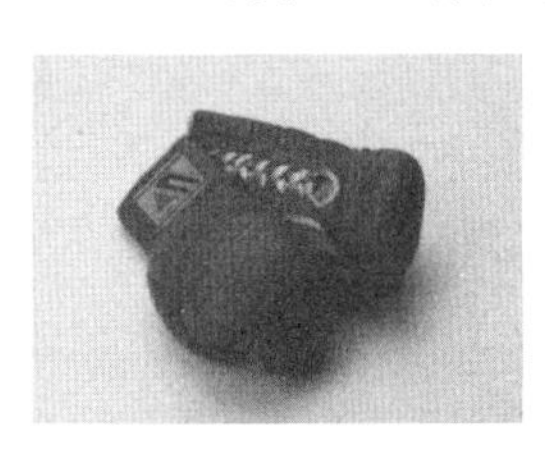

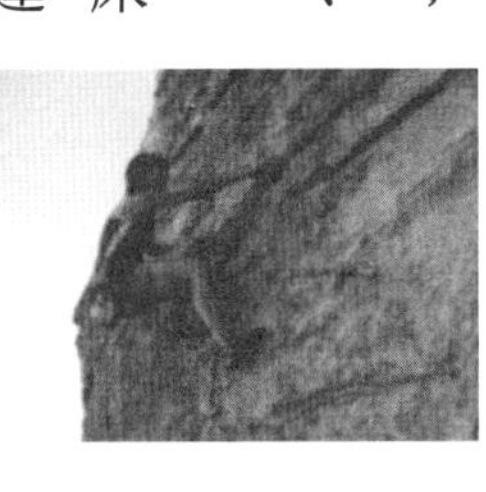

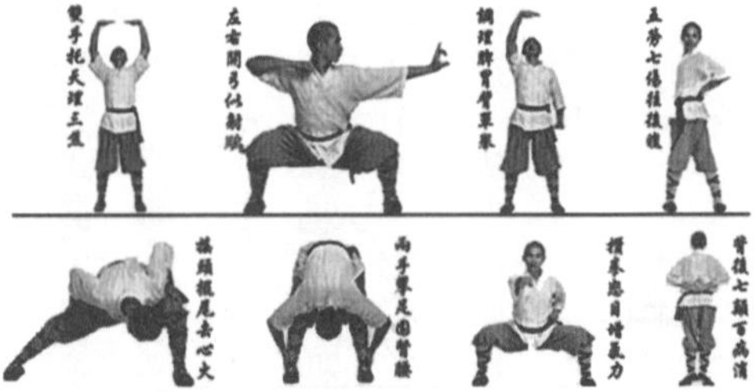

五勞七傷往後瞧　調理脾胃臂單舉　左右開弓似射鵰　雙手托天理三焦
背後七顛百病消　攢拳怒目增氣力　兩手攀足固腎腰　搖頭擺尾去心火

對於內臟下垂，這裏要特別強調提肛運動。八段錦中的拔地擎天理三焦，就是踮腳、舉臂、吸氣、提肛。4個動作一齊完成，能將提肛做到最大動量，一舉遷動上、中、下、三焦，就是將胸腹腔內所有的內臟向上提拉。它不但強化內臟系膜，內臟功能，而且還是調理男子前列腺及女子陰道問題的重要運動，是前列腺肥大，小便失禁、淋漓、陰道鬆弛、性欲低下、痔、脫肛、內臟下垂、子宮下垂……無可替代的輔助療法。

如果讀者不會八段錦，那麼就做簡單的提肛也是好的。想一想，當你腹瀉時找不到廁所，怎麼辦？對了，用力忍住，就是這樣，一忍一放鬆，再忍再放鬆，每天做個三，四十次也就夠了。一切上述症狀都將因此而緩解。

第十四章　飲食

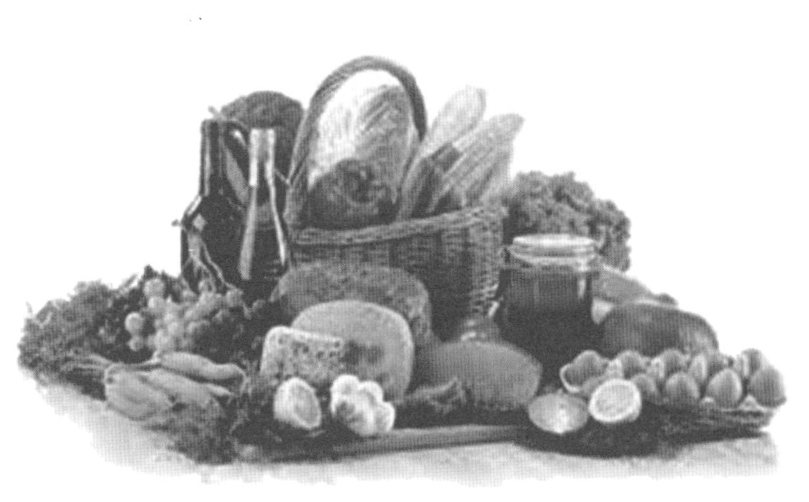

脾生血統血之現代話語—飲食。再一次提醒讀者，脾生血、統血，血是陰血，是修復陽氣的根本，是維護生命的供應中心。而

不是血液、血壓、血球之血。

提到飲食，各種資訊、學說、紛踏而來。有學者說吃素好，又有專家說吃素不好。有人說飯前喝湯好，有人說飯後不可吃水果……這些亂七八糟的資訊，令人無法適從。

其實我們不須理會這些理論，只要返本歸元，從人類進化的這一路線索中，自可拼湊出人類最好的飲食方式。

自億萬年前有人類開始，直到 4000 年前農業文明出現為止，人類的生活基本是一樣的，所食用的物種來源，不外乎採集、狩獵、捕魚。而以採集為主，因為當時大自然有取之不盡的應時蔬果、根、莖、種子、堅果⋯。而狩獵、捕魚，卻因工具的限制，以木棍、石塊為武器，上山打猛虎，下海擒蛟龍，肯定不行。連獵只兔子，恐怕也是要大耗心力的。

所以我們不要認為狩獵時代的原始人專門吃肉，原始人食用的動物性食物與植物性食物能達到 3:7 就已經很不錯了。

好吧，我們就暫定為 3:7。

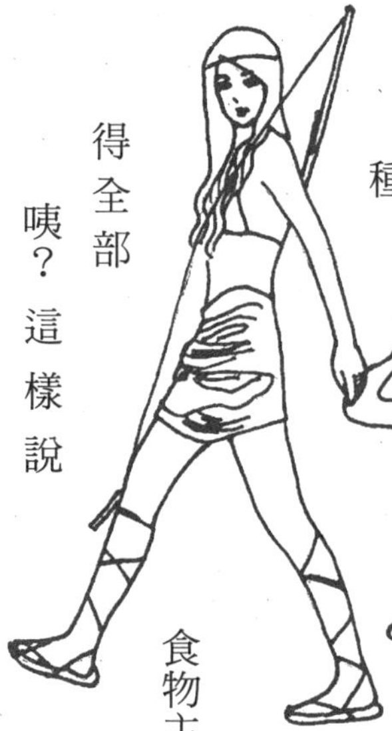

但是這七成採集植物類食物，可是範圍廣大，物種多樣。保證原始人不缺任何營養素。要知道營養包括100多種成份，有一種維生素藥片，維1~100，單一顆藥片就含100種人體所需的元素。這100多種人體必需營養素，有些人體能製造，但大部分不能自製，必須由飲食獲取，只有雜食為食物主力的原始人，因食物多樣化，可由飲食獲得全部的營養素。

咦？這樣說來，原始人壽命豈不是要超過百歲？

不是的，原始人平均壽命只有30~40歲。不過請注意，這主要是被嬰兒的高死亡率拉下平均數字的。

在6000年前的王灣遺趾，考古發現共有76座墓葬，其中竟有47座是嬰兒墓葬，這主要是居住環境不良，而嬰兒對氣候變遷，及傳染病的耐受度均大大低於成年人。而以科學分析全體骨殖的死亡年齡，他們平均壽命是30~40歲。請讀者想一想，算一算另外那29座成年人墓主的平均壽命是多少？我們以均壽35歲來算：35×76÷29＝91.72。

王灣遺趾

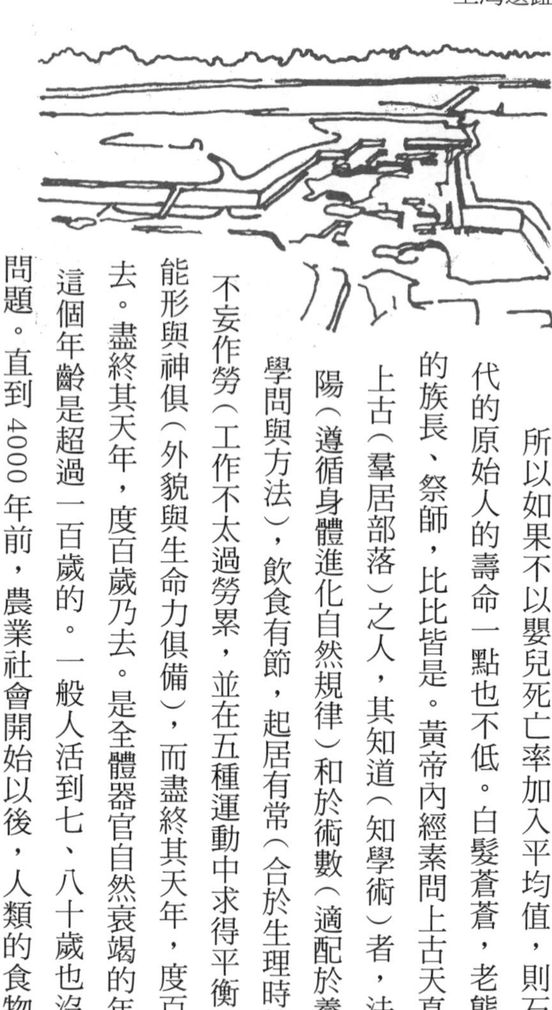

所以如果不以嬰兒死亡率加入平均值，則石器時代的原始人的壽命一點也不低。白髮蒼蒼，老態龍鍾的族長、祭師，比比皆是。黃帝內經素問上古天真論：上古（羣居部落）之人，其知道（知學術）者，法於陰陽（遵循身體進化自然規律）和於術數（適配於養生的學問與方法），飲食有節，起居有常（合於生理時鐘），不妄作勞（工作不太過勞累，並在五種運動中求得平衡），故能形與神俱（外貌與生命力俱備），而盡終其天年，度百歲乃去。盡終其天年，度百歲乃去。是全體器官自然衰竭的年齡，這個年齡是超過一百歲的。一般人活到七、八十歲也沒什麼問題。直到 4000 年前，農業社會開始以後，人類的食物由採集之多樣性一下子變成單一性的穀物。肉類食品源於自家養的豬與雞，靠些剩飯剩菜是養不了多少的，肉類供應也無法達到 3：7 的水準。不良飲食將造成免疫力大為降低，再加上農村化，人口聚集，傳染病不易控制，而使平均壽命一下子降到 18 歲。

高醣穀類的飲食習慣，亦造成一大堆糖尿病、高膽固醇、冠心病……。

觀察人類的牙齒，三分像肉食的虎，七分像草食的牛。觀察消化道的長度，牛需長些以充份消化吸收植物性食物。總長是驅幹的12倍，虎是3倍，人是8倍。所以如果餵牛食肉，則消化道太長，食物將腐爛在消化道中，而將耗竭全體免疫力。瘋牛病就是將人不吃之牛內臟磨碎再餵牛而產生的。而餵虎食草，則消化道太短，無法吸收到足夠之營養，將瘦餓而亡。

好了，依據以上各數據，最佳飲食應制定3份動物蛋白，包括魚、肉、奶、蛋……。7份植物類食物，包括蔬菜、水果、堅果、種子、根、莖、果實……。

其中堅果，如核桃、杏仁之類，易於貯存，是寒帶人類過冬不可或缺的食物。

現在的穀類食物都已精製成白米、白麵、幾乎已損失所有的人體必需營養成份。剩下的只是衝擊血糖，製造糖尿病、肥胖、膽固醇、打擊新陳代謝的澱粉質。所以最好少吃，因為根莖類食物，如馬鈴薯、地瓜……已經含有人類所需的一切醣類。何必再去吃精米、白麵自找麻煩。就算是糙米，亦

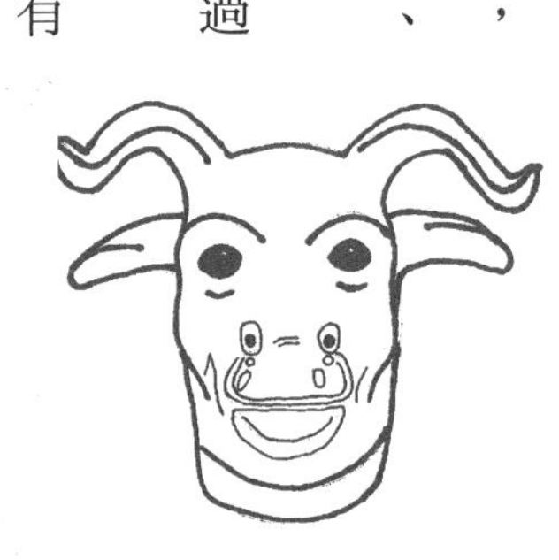

含有太多的醣，除非你是運動員，或是農夫，需要大量熱能，還是少吃為妙，因為穀類食物是給有嗉囊之禽鳥吃的，由嗉囊中的細砂石磨去外殼，它本來就不是人類億萬年進化的主食。在打穀工具發明前，人類是沒能力將一粒粒稻米剝殼來吃的。

以體質種源研判，人類是屬於雜食性動物，可是部分人因信仰宗教原因而素食。素食者除了要注意上述的根、莖、葉、種子、果實、堅果……多樣性的食物外，亦不可缺少植物性蛋白質，如豆類食材。並且要保護好消化道，如不夜食、不過飽、不飲冰……以強化消化吸收功能，而得以在植物性食材中獲取全部的維生營養素，尤其是蛋白質。

至於紅肉、白肉、魚類，那一種較好？對於天天大魚大肉之人來說，魚好於白肉，白肉好於紅肉。對於每餐食用三成動物蛋白質之人，食材要求是多樣性的，魚、肉、奶、蛋、乳酪統統顧到。而紅肉、白肉差別小而不予計較。

第十五章　奇經八脈，12經筋，12皮部

經脈系列理論並非針灸專擅，它是古代唯一生理學，而廣泛的涉入各行各業。

經脈理論並非由中醫針灸所獨佔，它亦是一切肢體運動、內氣、冥想的理論基礎，如丹道、氣功、武術及豫劇、京劇、雜耍的武生。

前面說過，黃帝內經只是收列當時最流行的理論成書，而不是著述者的創見。於是多種經絡理論被並列入經絡家庭。其中：

【1】奇經八脈：

奇經八脈是道門丹道的經絡，是大小週天搬運行功路徑，其重中之重是任督二脈，任是承擔，督是督帥，此二脈不但是武術丹道的主體，亦是中醫針灸至為重要的經脈，因為任脈的實體是迷走神經，督脈的實體是脊神經之

自主神經中線，前面已述說，五臟六腑的原型就在迷走神經中樞，所以迷走神經中線的任脈，一穴位可等同一條經脈，如：檀中如同心包、肺。中脘如同胃與脾。氣海如同陽氣在脾、肺、腎。關元如同生殖在腎與衝脈……。

這些穴位是針灸治療重中之重。除了脊椎病，幾乎所有的疾病治療上都離不開任脈穴位。而督脈穴位，就如同背俞穴，療效不怎麼樣，不過在小周天督脈上行三關受阻時，依脊棘下斜45°角的生理自然斜度，以金針上刺三關，當針慢慢的接觸脊髓時，則電擊感推動氣機上行，可助練功者一舉衝破三關。這就是武俠小說中的邪派武功，很厲害，能快速大成，但必須有像作者如此高手坐鎮，否則稍有不慎就會留下嚴重的後遺症。之後氣行至頂，自任脈下行時，如甘霖下降，自然下行，而無關卡。看似神奇。其實這是有意識的行功，與道門丹道無意識的自動行功不同。道門丹道追求長生久視，得道成仙（真人境界）。而有意識的小周天是武術發勁的基礎。這種陽氣小周天運行就是武俠小說九陽神功的原型。咦！不是說有意識的小周天氣感都是弱弱的幻覺嗎？怎麼變成九陽神功了？

其實條件不同，得到的答案也不同。練武者不但身體健於常人，而且神經反射、反應都優於常人，再加上刻苦練習，確實能做到以感覺與運動神經推動氣機，在受敵攻擊時，千鈞一髮的一瞬間，使氣機下行數寸，就可將潛力全部放出，而不用完成全部的周天循行。所以有意識的周天是專為武術而設的。不過，道門丹道與武術的周天循行有許多共通處。這就是武俠小說由武入道的本源。事實亦是如此，如王重陽、邱處機、張三豐…都是精通二者的大宗師。

【2】十二經筋

十二經筋是武術、武生的專屬。中華武術與西洋武術有何不同？

唯一的不同是西洋武術去冷兵器久矣，而中華武術仍在冷兵器之中打轉。西洋武術視對手為空手，因而發展出各種空手對空手的打法。例如巴西圈養被剪毛飛不走的鸚鵡，如果逗弄它，它必定躺在地上，背部交給大地掩護，雙爪朝上防禦敵人。巴西格雷氏家族依此發展出躺地打法，連贏數屆世界自由搏擊冠軍。

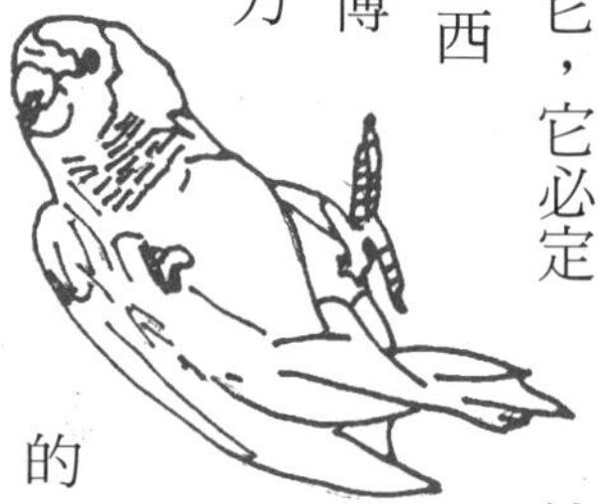

中華武術是軍陣武術，視對手持刀槍劍戟，以平衡為重中之重，如果在數十萬人衝殺混戰的戰場上不慎跌倒，則肯定不知道自己是如何死掉的，可能是被刺死、劈死，也可能是被踩死。世界冠軍的躺地打法，就不用提了，對手

大刀一揮，只聽啰嚓一聲就玩完了。中華武術最厲害的拳種—北方長拳，連攻擊時都要先顧住平衡—足一踏地，腿力上傳，腰做樞紐，同時肩手前擊，所謂由腿而腰而手總須完整一氣，這就叫做內勁，用腿力攻敵，又叫做接地之力。並且同時「放頂」，就是任督二脈沿脊髓與迷走神經同時瞬間氣機下行，則身體像打一寒顫，在0.1秒內，全身肌纖維瞬間鬆淨，配合旋身化勁，使對手打空而本能反應收手，此時我鼻中自然將發出哼聲，這就是太極拳哼哈二氣的哼氣。同時趁對手收手，本能後退，我則瞬間肌纖維全部收縮，達到100%的發勁，敵本後退，加上我100%的發勁，能輕鬆將對手掀飛數丈，趁對手後飛，力求平衡而無法他顧之際，追上攻擊，在1秒鐘內結束戰鬥。這就是內家拳術不傳之秘的拔根之勁，亦是太極拳哼哈二氣的哈氣。

它的基礎就是任督二脈的有意識小周天循行。內勁發勁法貫串了數萬年中華武術史，而其基本理論就是奇經八脈與十二經筋。

十二經筋看似奇奇怪怪、不倫不類的長條肌肉，與生理解剖學相去甚遠。其實它正是內勁起自足底，傳至七星的路徑，七星是頭、肩、肘、手、胯、膝、足，七個攻擊點，太極拳上步七星是本拳三大絕招之一，看看不過就只是在胸前雙拳交叉而已，這算什麼絕招？其實雙拳交叉只是意思動作。它上步，

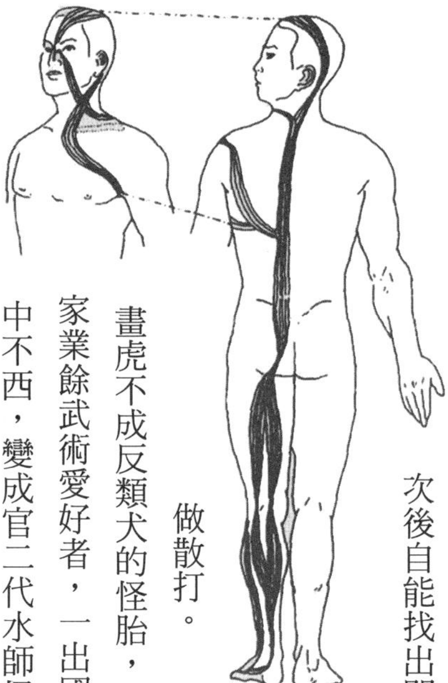

身體像一顆炮彈擲向敵人，左七星、右七星，全身所能動用的14個攻擊點全部出擊，碰到那，那打。見神殺神、見佛殺佛。它不但是太極拳三大殺招之一，亦是中華武術中頂級的攻擊招法。如果敵人持刀一擊不中，我則趁刀鋒偏過而上步七星，這時敵人就算拿把干將、莫邪劍也是無計可施的。這是中華武術空手對抗冷兵器的絕招，可是如果用它上世界自由博擊賽，對手只要像鸚鵡一樣，朝地上一躺，咱們的上步七星也玩完了。

所以為了適應世界博擊規矩，中華武術必須改革。怎麼改革？必須重新培養出傳統武術高手，去參與世界博擊，不以失敗為恥，敗了多次後自能找出關鍵問題。就如同我師吳國忠先生說的：試手敗了一千次之後，必然是天下第一高手。可是中國不朝這方向走，卻由專家另辟一路叫做散打。

散打是什麼？散打是大清北洋艦隊畫虎不成反類犬的怪胎，只能以專業訓練，風風光光的痛打自家業餘武術愛好者，一出國門就被打散了。大清建立水師，不中不西，變成官二代水師怪物。在國內耀武揚威，無人能敵，艦隊無論噸位、火力、主炮口徑均優於日本，卻被日本全殲。

你為何不學大明水師，大明水師東戰日本，全殲其侵朝艦隊及艦載陸軍，致使日本嚴重減員，五十年內無力踏出本島再啟戰端。南戰斯里蘭卡，活捉其國主，縛回北京受審。廣澳海戰，大破當時世界第一的葡萄牙艦隊。毀滅性的驅逐當時世界第二的荷蘭艦隊。使西洋海軍 200 年不敢東進，最後一役由鄭成功部將，林興珠在黑龍江完敗蘇聯水軍。大明水師 300 年來未曾一敗，其餘蔭並再護衛清朝海彊 200 年。

武術也一樣，中華是有好東西的，要在本身建立基礎，再去引進西洋的東西，不可如同散打全盤西化、泰化。這樣是玩不過人家的。作者以中醫針灸的眼光看，根本不用引進外來的東西，只要內部改革就好，如同針灸放棄治療傳染病，拋棄沉重包袱，反而在內傷雜病上成就世界第一。武術亦須放棄冷兵器的防範，不應在已無兵器的擂臺上，自己給自己設下限制，去防範刀劍，畢竟現在已是導彈、航母的天下，何苦一直守著冷兵器不放。

【3】12皮部

12皮部，是刮痧專用的，不要小瞧刮痧，它的歷史不輸於針灸。刮痧的用具，現在以牛角片較多，在遠古時代用的是石片，它的名字叫做砭。考古發現石針與石砭並列，可知刮痧療法與針灸療法的歷史可上朔數萬年前的石器時代。後因療效的關係，在醫學上它已為針灸所取代，但因簡單實用，無危險性，故在民間一直存活至今。刮痧療法的效果雖不及針灸，可是其療效卻比其他亂七八糟的替代療法要好的多。例如穴位按摩、維他命療法、水療、電療、物理治療、吃蜂膠……。

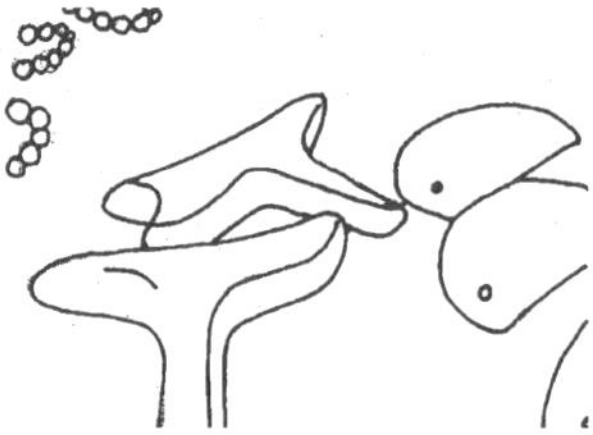

牛角刮痧片

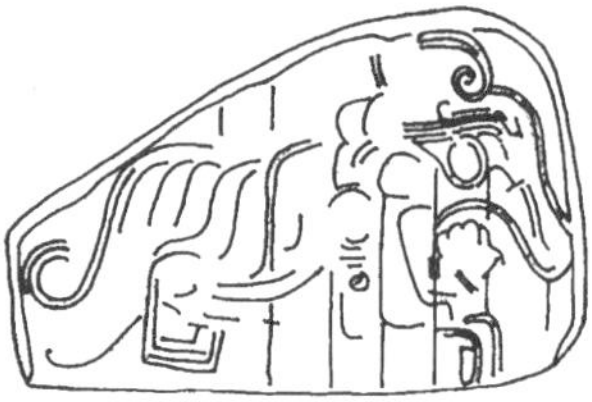

砭

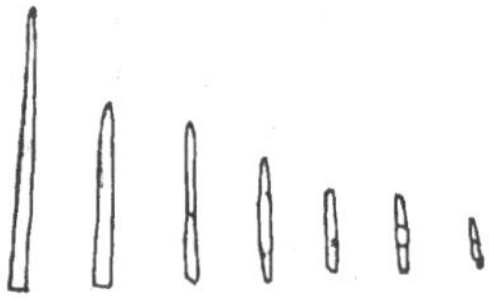

石針

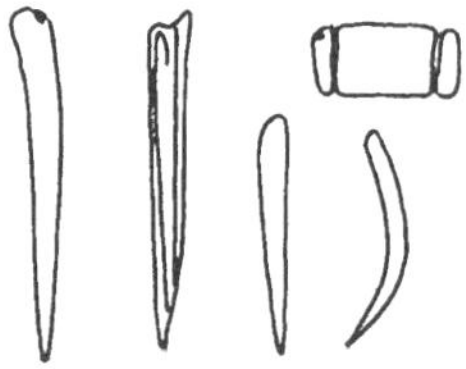

骨針

第十六章　組合穴

組合穴是在不失療效之下簡化針灸的經驗效穴，為走方郎中所常用。

【1】五輪穴——不知那位神道人士，硬將一條經脈選出五個穴位，自行配上五行之金、木、水、火、土，好了，它們就自動互生互剋，於是遊戲開始，經作者測試，五行理論，用與不用，其療效沒有差別，就是說不管五行，隨便針一穴位，療效與掐算半天金木水火土，慎重取穴，效果是一樣的，五輪穴是可刪除的理論。

【2】六腑下合穴

（1）胃下合足三里

（2）大腸下合上巨虛

（3）小腸下合下巨虛

以上三項是調整解剖學的胃、大腸、小腸之消化吸收功能的下合穴。翻譯成中醫話語就是脾胃功能不良，針足三里一穴針感循胃經下傳就可以了。上巨虛，下巨虛亦有相應效力，但療效不如單用足三里。

（4）膀胱下合委中

膀胱不是解剖學的膀胱，而是形容膀胱經在腰部的腰椎問題，引起的坐骨神經痛。委中在坐骨神經中點，止痛有效，但治病無效。

（5）三焦下合委陽。

這是形容膀胱經各俞穴代表的上、中、下三焦各解剖學臟腑的功能，以委陽一穴統治全部，但作者測試，療效不良。

（6）膽經下合陽陵泉

膽為肝之表，這是肝火肝風，筋肉顫動，中風後遺症的必用穴。

【3】十二原穴

十二原穴全是12經脈在手部足部較為有效的穴位，古時在民間，走方郎中經常挑個擔子，當街針灸。病患就坐在擔子一頭的座位上，不好當眾寬衣解帶，就只針手足顯露的部位。而且很多針灸技工，完全不懂醫理，就只會針這些原穴、絡穴，之類的穴位，小症小痛治之尚可應手而癒。而遇到大病重症，恐怕又要求神了。

【4】十五絡穴

十五絡穴與十二原穴差不多，只是部位高些，就是針治時袖子，褲子要挽高些。其中任脈絡鳩尾，督脈絡長強，此二穴位較為重要，此二穴均在骨端，鳩尾在胸骨端，長強在尾椎端。例如氣息奄奄，無精打來，是全身陽氣滯則以長強上刺推動督脈上行，以鳩尾下刺推動任脈下行。此法效果雖不如道門丹道，但能達到 30% 的效果，並且可以立刻見效，不需練功三個月，效力亦是很強的，它立馬能改善陽氣運行，新陳代謝及全身精神狀態將全面好轉。另外長強亦是內外痔的必用穴。

脾之大絡——大包

大包在胸側肋神經上。為何要稱脾之大絡？脾以部位而言，肺在上，腎在下，脾在中間，大包亦處在人體身軀的中部。大絡是一大片區域，而不是固定穴位。大包在帶狀皰疹最常發生部位的中點。是肋間神經炎，帶狀皰疹的必用穴位，它隨著神經炎的部位而更改位置，而不是一處固定的穴位。

【5】十六郤穴

經書上說十六郄穴多用於治療急性疾病，並以按壓檢查可探索其虛實。其實看十六郄穴分佈的部位可知，它們均處在最易受傷的肌肉、肌腱、韌帶的位置，所以十六郄穴專治運動傷害、韌帶勞損。十六郄穴的定位也只是大概部位，治療時須細細按壓，找出最痛點再下針施治，而無固定穴位。

【6】八脈交會穴

這也是走方郎中常用的穴位，不須脫衣，很多走方郎中憑祖傳這八個穴道混生活，雖然也有效，但僅憑這八穴位涵蓋一切疾病，未免以偏概全。

【7】臟腑背俞穴

這在第十一章膀胱經已述說過，不再重復。

【8】臟腑募穴

這才是本章重點，所有的募穴都在解剖學臟腑的附近，請注意，是解剖學的臟腑而不是中醫臟象學的臟腑。在第十章述說膀胱經時提到過背俞穴。指出由背俞穴傳導至本臟需要交換神經元，所以效果不如直接針治腹部相應穴位，這個相應穴位就是臟腑募穴。

所謂標本兼治，治本在提昇陽氣陰血，治標就是在臟腑募穴上操作。現在分述如下：

（1）肺募中府：

整條肺經都是用來調整肺氣升、降、出、入，唯有中府穴就在解剖學肺臟旁，本穴是解剖學肺臟的胸腹相應穴位，是直接治療解剖學肺臟的，例如肺炎、氣管炎、咳嗽、哮喘……。

（2）肝募期門：

本穴位直接調整解剖學上的肝臟，例如肝炎、脂肪肝、早期肝硬化……。

（3）膽募日月：

右側日月、專治膽結石、總膽管結石、膽囊炎……。

（4）脾募章門：

中醫脾的功能是運化水谷，翻譯成現代話語是肝、胰、胃、腸的團隊消化功能。右章門在肝、腸之間，左章門在胰、腸之間。治在肝功能不良之食慾不振、消瘦乏力，及胰功能過與不及之肥胖、消瘦、糖尿病……。

（5）腎募京門：

本穴是腎炎的蛋白尿、血尿、尿閉，腎功能弱化之老年人夜尿多尿……及腎上腺出了問題的內分泌紊亂、免疫力低下、骨質疏鬆……之必用穴。

（6）大腸募天樞：

天樞是便秘及慢性大腸炎腹泄之必用穴。

（7）心包募檀中：

檀中在這裡不是穴位，而是一個區域，它包括解剖學的肺與心臟，針灸術語叫做心包募檀中，及氣會檀中。

（8）胃募中皖：

是急慢性胃炎、胃潰瘍、消化不良、減肥……之必用穴。

（9）三焦募石門：

前面述說過丹田的具體情況，三焦是胸腹腔內一切迷走神經末稍的分佈處，而其三維中心點就在丹田，丹田有很強的個體性，每個人都不盡相同，丹田皮相的體表指徵就在石門。針灸石門能振動陽氣，針後保養得當，能有效的推動陽氣，生命能量與精力都將轉為充沛。反之，憑此壯陽，留戀聲色場所，則將會嚴重戕害精、氣、神。

（10）小腸募關元：

小腸在中醫解剖學功能是別清濁，就是吸收水份與養份，與傳化糟粕。如其功能執行不良，則發生腹瀉。在急性腸炎時，下腹疼痛，立刻大瀉，這是標準的小腸募關元症治。古代衛生條件不良，這可是常發病，關元是治此細菌性痢疾的必用穴位。

關元亦是一個多用途穴位，除了小腸募之外，它亦是男科、婦科、泌尿科之重要穴位。

（11）膀胱募中極：

治在膀胱無力之尿失禁，及前列腺肥大之尿閉。

（12）心募巨闕：這裡指2個心，其一是解剖學之心臟，巨闕，是心律不整的必用穴，一般治法是由鳩尾下透巨闕。

其二是指燒心之心，大肚腩的胖子本來腹壓就高，習慣飽食入睡，則強大的腹壓會向上撕裂橫隔膜，胃的上部由此處脫出，稱之胃疝，胃酸則上溢燒灼食道，古稱燒心。無論古代或現代，它都困擾著富裕之人，它不但有很大的不適感，亦是食道癌的元兇。

其治法倒也簡單：

1、單針巨闕穴，不需輔助穴，此時如果配上三里，中脘等穴，會分散集中力度，而療效下降。

2、醫囑令病患空腹入睡，即睡前5小時吃最後一餐，睡前2小時喝最後一杯水。1+2= 治癒。

記得包青天旁邊那位南俠展昭嗎？他配備的寶劍名稱巨闕，是中華鑄劍史排名第七之寶劍，專刺巨闕穴，只要刺入2寸在胃上口、食道下口、橫膈膜處打一轉，則神仙不救，可知心募巨闕之威力。

【9】八會穴

（1）臟會章門

章門是腹腔各臟器的側面中心點，其治療範圍包括胰、脾、肝、腎、腸，就是說除了心、肺、胃、膀胱之外，它是治療一切內臟功能不良的重要穴位。

（2）腑會中脘

腑單指胃腑，中脘是治胃炎、潰瘍無可替代的穴位。

（3）氣會檀中

心律不整、心臟無力患者，血液循環弱化導至機體缺氧時會感到上不來氣，不時深吸氣一下，其病機在檀中。氣會檀中與上一節心包募檀中是完全一樣的。

（4）脈會太淵

檀中與太淵，所述的不是取穴的穴位，而是一個區域、一個道理。膻中是心臟的所在地，太淵是脈診的所在地，如果膻中與太淵停擺，未有人能活過三分鐘。古人對此二區域特別敬畏，而單獨提出，鎮主一方。而治療「氣」、「脈」，另有他穴，而不是以檀中、太淵論治。

（5）血會膈腧：

人體脊椎有三個彎曲，頸椎向前彎、胸椎向後彎、腰椎向前彎。而膈腧正在後彎胸椎的中點。在前面述及陰血與肝藏血時說過，陰血不足則無法在夜間入眠時修復白天損耗的身體組織，久之則發生退行性病變，也就是退化，退化發生在脊椎上，就是駝背，駝背因為重力因素越駝壓力越大，就駝的越快，而進入惡性循環。駝背不僅影響外觀與行動，而且將心肝脾肺胃腎全部壓擠成一團，很大程度的弱化內臟功能，針灸為此專設血會膈腧。

（6）筋會陽陵泉：

筋是筋肉顫動的筋，是肝風，治在肝之表的膽經。陽陵泉是膽經腿部最重要的穴位。

（7）骨會大杼：

所有的哺乳動物，如犬、馬、牛…除了進食外均是仰頭，只有人類是低頭的，低頭哺育、低頭洗碗、低頭掃地、低頭讀書寫字、低頭辦公上網…對於缺乏運動、韌帶弱化之人，頭低久了，則頸椎前滑，顯得背後脖子下突起一個大疙瘩，這時疼痛會由此疙瘩放射至肩臂，所謂勁由筋出、力由骨出，這個脊椎移位引起的肩痛，勁力根本使不出來，尤其是如十一章所述：足下接地之力上傳七星，為此阻擋則無法傳至頭肩肘手四星，偏偏這個病又是極為常見，所以針灸為此專設骨會大杼。

（8）髓會絕骨：

腎主骨生髓，髓是脊髓、髓海是腦，這裏專指脊髓與腦。

脊髓——脊髓下端，腰椎與薦椎大部分的脊神經都下傳至腿，每一條脊神經都有兩個分支，感覺支與運動支。當腰椎病變壓迫到感覺神經支，則呈放射性疼痛下傳至腿。如果壓迫到運動神經支，則大腦肌收縮指令無法傳到肌肉，則腿部肌肉鬆弛無力。治法主力在腰椎處，絕骨穴是重要的輔助穴位。

絕骨穴是膽經重穴，是腦血管意外半身不遂治療的主力，絕骨穴伴同陽陵泉穴是治中風偏癱無可替代的取穴法則。

以上是極為常見的病例，針灸為此特設髓會絕骨。有一句較為文學化的形容詞：

肩能擔大任是骨會大杼。

足能行萬里是髓會絕骨。

針灸是地球上最古老的系統醫學，他的理論是剪接拼湊而成的，涵蓋由石器時代至現代數萬年的時間，各階段不同的文化及著述人員水準參差不齊，所以他的理論論證不同於現代科學的單一性。針灸理論是多元性的，簡單的說就是亂糟糟的，一下子以巫學的五行神鬼為依據、一下子以丹道內視返聽為依據、一下子以中醫解剖學為依據、一下子又以氣候環境為依據……

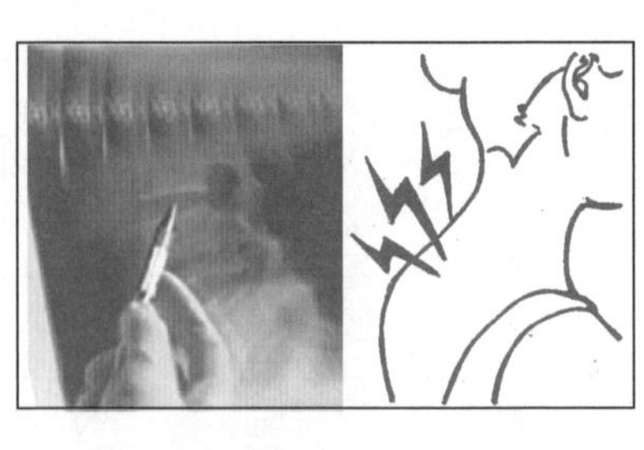

其實他們各有各的道理，只是未能將理論融合統一起來，造成現代認知的困惑。作者於大量病患中，以療效為取向，以統計學方式驗證各種理論，以破解針灸理論的密碼，以中醫的方式融合統一針灸理論，這雖然是一個創新的開始，可是也接近完成了。因為，針灸文字記事，由黏土石刻，龜板骨板至竹木片。這種傳承方式文字必須精煉簡潔，不可能洋洋灑灑百萬言，所以複雜化的針灸理論不足以取信智者，簡單再簡單的理論才是正道。

第十七章　病因

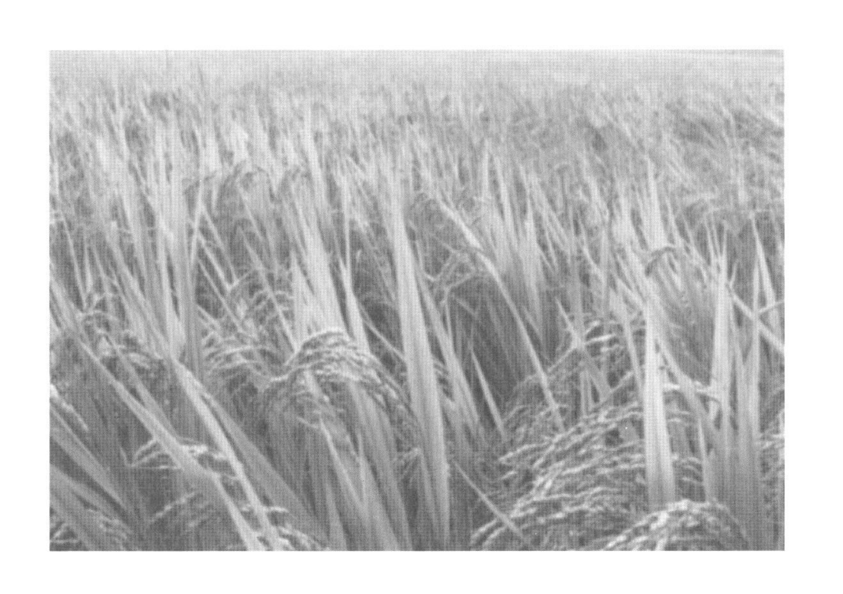

風為百病之長，風是將其他病邪帶來攻擊人體的載體，所以感冒俗稱傷風，如能確實避風，則其他5淫的發病率將大為降低。

【1】六淫——

1、風：

除了環境因素造成氣候反常之外，人體的溫度比環境要高。除人類之外，所有的哺乳動物都有細密的體毛，體毛是覆蓋在生物體最外層，形成絕緣層而不使體溫散失。人類以衣服替代體毛，即使如此，在身體皮膚表面仍有一層薄薄的熱氣層，以阻隔持續的散熱。而這一層熱氣層經風一吹就立刻散失。炎熱的夏天，明明電風扇吹出的風，溫度與大氣一樣，為什麼會令人涼爽？即是此理。

所以在風中，體溫將持續大量散夫，為了補充體溫，陽氣也將持續損耗，尤其在睡眠中，一點風也不能吹，否則40歲後將為此惡習付出慘重代價。

所以風為百病之長，風是將其他病邪帶來攻擊人體的載體，因此感冒俗稱傷風，如能確實避風，則其他5淫的發病率將大為降低。

看風水就是要看居地的健康與聚財。健康是風，所謂座北朝南就是要避開寒冷的北風。聚財是水，古代主力交通運輸都在江、河、運河。翻譯成現代話語就是人潮集中的商業區。

2、寒，暑，濕，燥：

這4個病邪根本就是症狀輕重不一的傷風感冒。當大氣溫度、濕度改變時所隱藏的攻擊性病毒的種類也將改變。在寒與濕的冬季、雨季，病毒最兇猛，傷風感冒的症狀也最強烈。相對的在夏暑、秋燥時節的病毒較溫和，感冒症狀也較輕。

3、火：

火，就是單純的感冒發熱而已。後世醫家將六淫配過來，配過去，濕與痰飲混淆、火與內熱混淆……其實它就是各種季節的傷風感冒後續症狀—發燒而已，根本不用如此複雜化。

傷風感冒是大自然給予人類的天然疫苗，感冒能振奮自體免疫力，所以除非太過於不適，或引發併發症，例如肺炎（發燒超過39° C）則必須送醫，一般的感冒最好在家多休息，自己抵抗過去。要知道，癌症患者很多都是十年未曾得到過感冒之人，所以每次作者自己抵抗過感冒時都會心中歡喜，太好了，我又十年不會得癌症了。

如果感冒症狀難以忍受，針灸可立馬緩解症狀，而不影響正在振奮的自體免疫力，治感冒，針灸是上上之選。咦？前面不是說針灸已放棄治療外感病了嗎？請注意，作者所說的這個外感病是疫癘（天花、鼠疫…），是蠱（瘧疾、肝吸蟲、猛暴性肝炎…）而不是傷風感冒。針灸治感冒是隨症施治，重點在改善症狀，而不是根治感冒。如鼻流清涕，針印堂下傳鼻尖，令鼻腔發熱，可立止鼻涕。針天突令氣管發熱，可立止咳嗽……。這些治法都將立刻改善症狀，而真正治癒，不管用任何方法都要等3~5天，待自體免疫力完成改組則感冒自癒。同時亦將身體內外徹底清掃一遍。

現在有些無德醫院，為了提高收費，一遇到感冒病患就掛吊瓶、打點滴。吊瓶中加入抗生素、退燒劑、抗過敏劑…。這是最糟糕的治法，它會從根本處打亂自體免疫力運作，最終迫使自體免疫力退化，嚴重後果將在40歲後顯現。

【2】七情：

中醫理論將七情複雜化，分為喜、怒、憂、思（擔心）、悲、恐、驚。其實我們不需去管這些亂七八糟的情感，只須將七情合而為一「情緒」即可。

抗衰老六大主力平行療法：飲食、睡眠、運動、生理時鐘、心情愉快、腦力活動。其中心情愉快就是七情。

據統計，負面情緒如仇恨、悲傷、厭惡…將折壽十年。不要小看這10年，為世界公認的吸煙為折壽罪魁禍首，它自15歲起，每天吸2包煙也是折壽10年。

負面情緒也將令肝不疏泄造成陽氣滯，是一系列疾病之病因，亦令免疫力、新陳代謝弱化。所以管理好自己的情緒是生活的重點，但是以中醫的眼光看待，情緒是難以管理的。必須強化神經系統則自然看的開、放的下，而自然保持心情愉快。

道門丹道可有效的強化神經系統，尤其在煉神返虛階段看人世悲歡離合已如過眼雲煙，又如何能有負面情緒？如果不會丹道，或是怕麻煩，不想練功則可用針灸心腎合治，亦可強化神經系統。但是後續保養則須加上

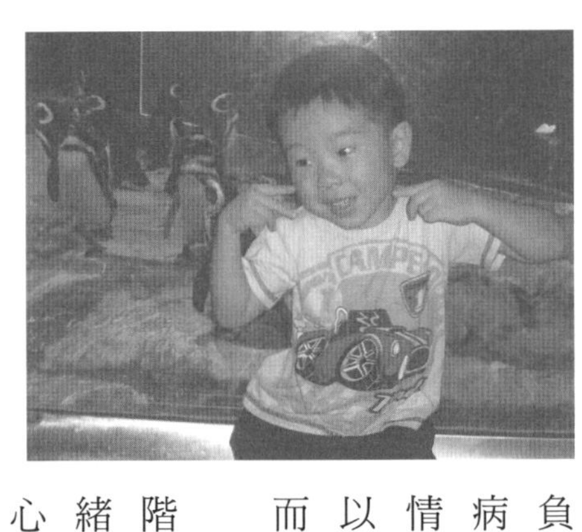

輔助療法，就是空腹入睡及運動。

【3】痰飲：

濃為痰、稀為飲。痰飲是中醫專有名詞，翻譯成現代話語叫做亞健康態綜合徵。它不是隨地吐痰的痰，隨地吐痰的痰，古名叫做涎、沫、唾、濁。清稀的是涎沫（口水）濃稠的是唾濁，水滸傳所說的肺有病者都是咳唾，而不是咳痰。後來不知怎麼，挪用中醫術語的「痰」而放棄使用涎、沫、唾、濁，而將二者混淆了。

中醫的痰是不可見的，是陽氣虛、陽氣滯的一個指標。氣虛、氣滯無法順利推動水液疏佈則聚而成痰。痰飲，膩滯經脈，令臟腑功能不暢，幾乎一切的亞健康狀態的症狀，都與痰飲有關。

例如：蓄水↓飲在肌膚，嘔噁↓痰飲在胃，眩暈↓痰在心（心腦），肥胖↓痰在肌肉四肢，陽萎↓痰在腎（腦腎）……。這些都只是症狀，算不上是嚴重的疾病，但是將嚴重損壞生活品質與工作效率。其治法在標本兼治，以扶正陽氣為本，以化痰為標。例如慢性胃炎的嘔惡，治法以脈診找出陽氣的亂象而加以扶正，再化去阻胃之痰。翻譯成現代話語：先以把脈找出12經脈那裏陽氣虛弱？再以針灸扶弱使之達到正常標準，陽氣達標為本，再集中血液循環於胃部，以消除胃炎為標。如果不顧「本」，不調理好自體免疫力，則「標」將無法集中夠質量與數量之血液循環，療效自然不良，拖拖拉拉針灸幾十次而無法治癒。記得木桶效應嗎？12經脈相當於箍成木桶的12片木板，貯水量（陽氣）依最短的那一片木板而定，所以依脈象找出最短的那一片木板（最弱的經脈）加長之，就可快速將整體貯水量（陽氣）加大。

【4】瘀血：

瘀血也是中醫專有名詞，血是看不見的陰血，是身體修復之本，而不是血液循環之血，翻譯成現代話語：陽氣是自主神經系自動調動、集中血液循環以修復身體勞損的功能，而陰血專門安撫、強化自主神經系，就是深度睡眠的安撫神經系，如果以陽氣代表地區的治安力量，那麼自主神經系就是警察局，而血液循環（也是陽氣）就是眾員警，而陰血就是警察後勤司令部。瘀血正是後勤司令部運作癱瘓造成的。連警察後勤司令部都被搶光、砸光了，整體的治安力量（陽氣）就更不用說了，犯罪率（疾病）也不用提了。至於撞擊傷的瘀血，是傷科血腫，與內科瘀血無關。

當陽氣虛、陽氣滯時，先是形成痰飲（治安力量不足、犯罪率上昇），再嚴重下去則將形成瘀血（治安力量殘破，由黑幫山寨接管秩序）。瘀血瘀阻經脈是很嚴重的疾病，所謂不通則痛，瘀血幾乎包括一切疾病的內臟疼痛。如冠心病痛、肝硬化痛、胃潰瘍痛、膽結石痛、腫瘤痛……等。因為病勢嚴重，有生命危險，在治療上不但標本同治，尚須配合多種輔助治療。作者將在下一篇——針灸去邪篇詳述之。

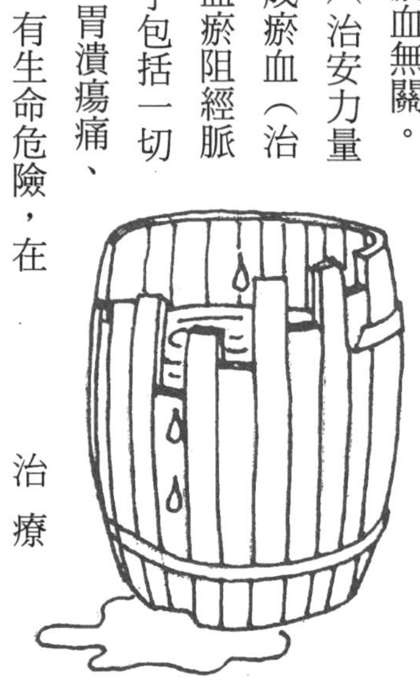

痰飲與瘀血這4個字幾乎包括了全部的中醫內傷雜病，及全部的老年病、

現代病、慢性病、退化病、環境污染病……。而它們的來源均在陽氣虛與陽氣滯，只是輕重不同，輕則為痰飲、重則為瘀血。隨著每個人個體的不同，所瘀阻之處也不同，可是所有疾病的治法都一樣——以扶正陽氣為本，以疏通瘀阻之處為標，平均每治一病需用6針，其中5針大家都一樣，治在提昇陽氣以治本，一般都用五神針，只有第6針在治標，隨症而施。所以很多假扮病人前來偷藝的針灸師非常迷惑不解，為什麼治糖尿病與治淋巴癌竟然同一治法？

須用6針治的病，去掉治標的第六針其餘5針治在扶正陽氣，就是提昇生命力、新陳代謝、免疫力、生機……。此病它的另一個名字就是抗衰老。所以幾乎全部的癌症治癒病例，並不是用醫治癌症規範方式治癒的（放療，化療），而是以抗衰老方式治癒的。針灸治癌除了針治扶正陽氣外，必須以抗衰老六大平形療法參與治療。請注意，這是對等的平形治療而非輔助治療，就是說它們的重要程度平等於正式針灸治療。

抗衰老六大主力平形療法是：

①飲食

②睡眠

③運動

④生理時鐘

⑤腦力鍛煉

⑥心情愉快

這一範圍幾乎遷涉到全部針灸治療的機理，所以在下一篇，針灸去邪篇，開宗明義第一章就是抗衰老，抗衰老是醫治一切內傷雜病之本，所以下一篇針灸去邪篇，將由抗衰老開篇，繼而引申後序各病。

第十八章　四診

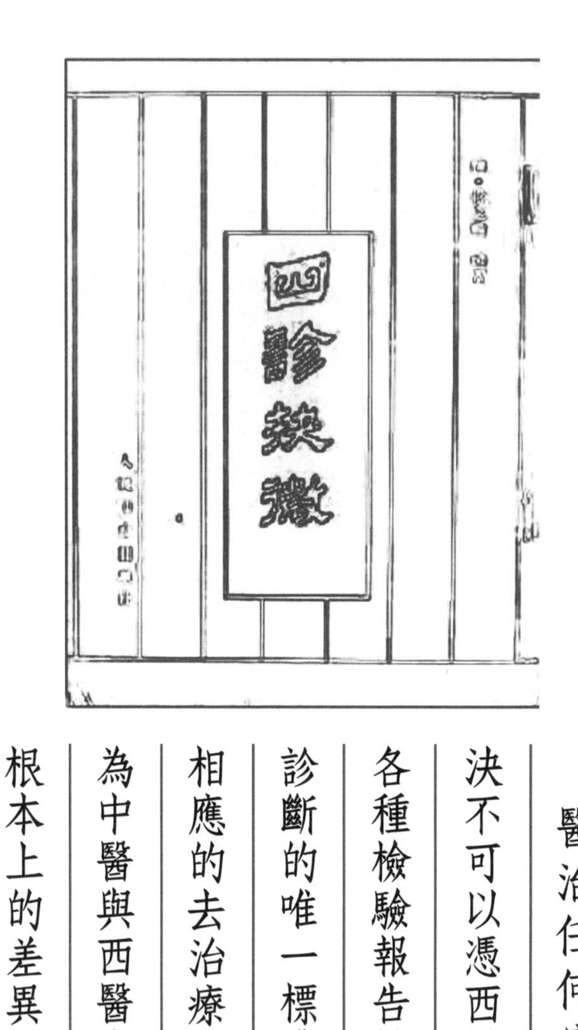

醫治任何疾病決不可以憑西醫的各種檢驗報告做為診斷的唯一標準而相應的去治療。因為中醫與西醫存在根本上的差異。中

醫理論心不是心，肺不是肺，脾不是脾，肝不是肝，腎不是腎……。真正下處方做中醫診斷治療時，全憑四診為診斷依據。

現在讀者已明瞭中醫的五臟六腑與現代解剖學內臟器官之不同，所以中醫醫治任何疾病決不可以憑西醫的各種檢驗報告做為診斷的唯一標準而相應的去治療。因為中醫與西醫存在根本上的差異。中醫理論心不是心、肺不是肺、脾不是脾、肝不是肝、腎不是腎……。例如肝炎的病患治在脾胃經而不是肝經。

來診病患手中一般都會有西醫的檢驗報告，這些檢驗報告多多益善，做為最佳參考。但是真正下處方做中醫診斷治療時，全憑四診為診斷依據。否則就如同前面說的：不中不西，畫虎不成反類犬。

四診

一、望

望診分為三個望

【1】望體態

有沒有大肚腩？有沒有水腫？皮膚過敏？氣喘？輕咳重咳？上不來氣？……

【2】望行動

行走好不好？平衡好不好？膝不能彎？身僵硬？不能回頭後瞧？……

【3】望面色

面色依五行之金木水火土分為紅黃青白黑。大家都不會分辨五色診斷五病，作者也不會，忘了它吧。我們只要把握住幾個方向：

①腎衰竭，血液透析病患的面色是黃、枯、暗。

②心力衰竭的病患面色是黃、白、胖。

③健康的小姑娘面色是黃明、紅、麗。

好了，全部的面色望診就止於此，依此多看看住院病患的面容自可強化面色望診的水準。

如果遇到面色很不正常的病患，心中就要先打一個底：考驗醫術的時機到了。不過絕大部份的患者，面色是沒有任何變化的。所以不需在望面色上鑽牛角尖，雖然望而知之謂之神。

二、聞

聞是耳聽，不是鼻聞，鼻聞古代稱為嗅。

對待病患時，須先聽病患主訴為何求診，請耐心傾聽，如病患太哆嗦，可以引導一下，但是一定要完全聽懂病患主訴，如此才能確保避免治療錯誤，這錯誤是經常發生的。所以四診以「聞」為第二位。

三、問

病患並不具備醫學知識，有時所主訴的言語並不能讓醫者確切的認知疾病狀況，醫者必須問清倒底發生了什麼事。這是四診最重要的部份。有經驗的醫師必定以犀利的言語詢問患者：此病如何發生？為何愈來愈嚴重？這完全像法庭中律師詢問被告。一定要完全探知真相，一些性方面難以啟齒之事亦要問明，如果病人不說，則停止診治。

四、切

切診是中醫最獨特於世，最不同凡響，最珍貴的診法。但是切診是四診之末，為什麼？

因為一半以上的病例根本不需要切診，如扭傷、關節炎、腰腿痛、肩周炎、頸椎病……。就直接針治，不用切診了。

但是在診斷內傷雜病時，切診是最後的確切認證手段，它的重要性是無可比擬的。因為在望、聞、問之後，醫者已有心裡定案，好了，現在要如何醫治？

前面說過，象棋的棄卒保帥中醫不為，中醫要求救卒保帥，如何救？我們知道木桶定理，十二片木板（十二經脈）箍成木桶，這木桶的總容水量（陽氣）取決於最短的那一片木板，中醫治本必須找出那一最短的木板，加長之。如何找？這時才是切診的天下，完全以切脈察出五臟六腑的虛實狀況，憑此下診斷處方，加長那片最短木板，才能以最快速度強化陽氣。脈診的神奇之處，就是這樣而已。

如果不以四診合參，單憑把脈則可以治本，卻無法治標。可以平衡健康，提昇陽氣卻無法憑之治病。因為把脈是探查不出病症的，請記好，把脈探查不出病症，只能找出最短的木板。有些中醫標榜脈診的神奇，說切脈能驗孕、探知癌症、胃炎、肝炎、糖尿病、心血管阻塞……。這就像只用一根手指就能把自己徒弟打到喜瑪拉雅山的偽太極大師一樣，具有科幻片的效果。這些人決不敢接受具有公信力的雙盲測試。這種做法不是推崇中醫，而是打擊中醫，損毀脈診的公信度。

脈診 三部九侯

三部：

寸 左心（神智） 右肺（免疫力）

關 左肝（自主神經系） 右脾（新陳代謝，消化系）

尺 腎（髓海，腦，全身狀況）

九侯是三部之：

浮 輕按

中 中按

沉 重按

明李中梓著診家正眼，竟然將簡單的脈象擴充到28種之多，這又是前面說的，陷入中華技藝愈來愈煩雜的泥淖中。

其實切診非常簡單，我們只要能分辨出三部九侯之浮沉、快慢、粗細、有力無力就夠了。至多再加上一個滑脈、一個弦脈、足可應對世間疾病。前面說過，針灸可治哺乳動物的一切疾病，因為所有哺乳動物的骨骼系與神經系都與人類幾乎一樣，但是脈診是專對人類設計的，哺乳動物不適用，連靈長類都不適用。所以針灸治療哺乳動物，四診之中只有望診，診斷正確率無法如同人類的 100%，但是針治哺乳動物有一強項，就是動物自我修復力強於人類很多，耐受度亦強，可以深刺、險刺，例如作者針治一隻下半身癱瘓，大小便失禁的中型犬，大小約同中華土黃狗，由其脊椎弓起判定是脊髓炎，於是在弓起的中心點下針，長針直入脊髓，只聽那狗大叫一聲，癱瘓在地，長睡一夜，第二天就精神奕奕的跑來跑去。如果用此法去針人類，人類不見得第二天會康復，一般是二周康復，但是二周之前這個醫療糾紛很是煩人，所以治重病針狗只一次，針人必須三到五次。

三部九侯之脈象

1、脈象首重：強、弱——強是正常，太強為弦，是高血壓、肝風內動之危象，可能會中風。弱是陽氣虛。

2、外感病首重：浮、沉——浮是小事，感冒而已，沉是提高警惕，快要轉成肺炎了。內傷雜病的沉是陽氣更虛。

3、新陳代謝率首重：快、慢——快是代謝率高，可能是甲狀腺高亢，也可能沒病，但是此人急燥，衰老速度快。太快是感染嚴重，全身奮起抵抗疾病。慢是代謝率低，長命百歲，但太過於優柔，進取心不足。太慢是疾病後期，病危之侯。

4、神經衰弱首重：粗、細——粗是正常，血管的大小完全顯示。細是陰血虛，不足以供給陽氣，不足以修復身體，立馬表現的症狀是神經衰弱。

5、滑脈：血管柔軟，身體健康。太滑像拉直繩子用力一抖，有一波狀凸起由這頭跑到那頭，脈像一小珠由尺、關、寸順序滑過，而不是三部齊震。這是痰飲或身中有結塊（懷孕、子宮肌瘤、肝硬化、腫瘤……）。

至於神、聖、工、巧

所謂望而知之謂之神，聞而知之謂之聖，問而知之謂之工，切而知之謂之巧。

例如一位專科醫師專治膝關節炎，久而久之就能從病患走路姿勢一眼看出，這是什麼類型的關節炎，這就叫做望而知之謂之神。其實也沒什麼，就如同寓言故事的賣油翁，舀油灌注，油從錢孔中穿過而錢不濕，熟能生巧而已。

第十九章　治法

針法去病只有2個途徑：1．集中局部血液循環治標　2．提昇臟腑功能治本。

一，針法

前面已提過，針法去病只有2個途徑：1．集中局部血液循環治標　2．提昇臟腑功能治本。

（1）集中局部血液循環：

血液循環集中的感覺是針下發熱，如同害羞時臉紅發燙一樣的感覺。這個針下發熱到底有多大範圍，並不依針的粗細及數量決定，完全依炎性反應的部位範圍而定。例如治膝關節炎，針犢鼻一穴可使全膝部發熱起來。治胃炎，針中皖一穴可使全中焦胃區發熱起來……。發熱起來就是証實血液循環已經集中了，用在局部消炎。

它有一個副作用，就是血液循環集中區會立刻使神經敏感度放大。有時治療一些慢性病、痛感較大的炎症，針後24小時內，反而更痛，待過了24小時，已經消炎了，則痛感大幅好轉。這就是所謂的針後反應，一般情況不會有針後反應的，但是陳年老病第一次針治，只要治療正確，一定將有反應。而且只有第一次針治才有反應，之後就不再有針後反應了。總計針後反應約佔治療總數的30%，所以有必要事先與病患解釋清楚：24小時內可能

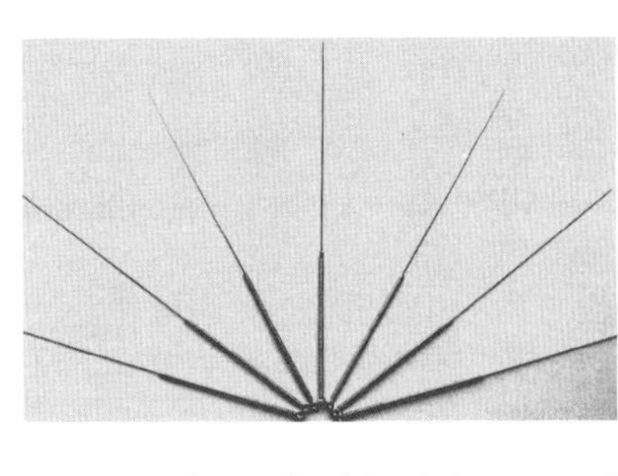

會有反應，反應代表療效，反應的痛感將較本來的痛感大些，但不會太痛，不需服用止痛藥，要休息，不可冰敷止痛，也不可飲冰。冰敷將散去所集中的血液循環，飲冰將強力調動全身的血液循環分佈，都會降低療效。洗冷水澡或是游泳倒是沒關係，因為雖冷，可是全身同冷，不會擾亂血液循環的集中力度。

如果不事先說清楚，反應的第二天，病患肯定認為「針壞了」，喪失信心而去找別科治療，再過一天，針灸療效起來了，病情大幅好轉，卻是給別

科做嫁，是不是很洩氣？作者洩氣多次後，才在牆上貼一個備忘牌，再也不忘解釋了。

膿腫瘡瘍的症狀是又腫又熱又痛，此病本已將血液循環招來才會紅腫熱痛，可是血循強度不足以消炎，與疾病形成對峙狀態，這時針灸再招來一倍血循，就如同吳三桂與李自成在一片石塵戰不休，辮子兵一出現則大順軍全線潰敗，針感立馬清涼止痛，而不會有針後反應。所以，反應與否，全在調動血液循環的強度，針下發熱或是發涼完全因疾病種類而定，而不關補泄，不是補之則熱、泄之則涼，什麼燒山火、透天涼的針法都是胡說八道，這一點醫者應心中有數。

（2）提昇臟腑功能

陽氣2個字概括了全部的臟腑功能，也就是概括了全部的生理功能。中國是神話國度，所謂神話就是一分為二，不是神便是魔，而缺少中間的人性。不是好人就是壞人，而缺少中間內心善惡交錯的普通小人物。看看歷史，全部的開國君王都是正義化身，流氓的叫做謀略計智、好色的叫做風流倜儻、不孝的叫做大義滅親、大開殺戒的叫做除惡務盡……。反之末代君王則是陰險狡猾、淫蕩無恥、絕滅人性、兇惡殘暴……。為什麼會這樣？作者承認，這完全與中醫的不良引導有關。中醫認為全或無律是人體、人性的基本結構，要不就 100% 要不就 0%，要不就沒病，要不就整體全病，而不存在頭痛醫頭、腳痛醫腳。世外高人能做到 100% 的養生，二世祖則是 0%。所以一旦得病是整體的問題，而不是一二個臟腑經脈所能涵蓋，所以大醫治病以陽氣理論治一切疾病之本，這也是中醫最推崇的治病方式，可是它無法對待先天性疾病，也無法對待少數明明保養的很好，卻莫明其妙發病的疾病。

這時就要以脈診找出牽一髮動全身之一髮（木桶效應最短的那一片木板），找出後針對此臟腑進行疏通，恢復其功能。要恢復臟腑功能其實也簡單，秘訣就是不針穴道而只針經脈。什麼叫做針經脈？

一條經脈在解剖學的神經系統上是跳躍進行的。例如足陽明胃經在腹部橫向神經上，一條一條的向下縱向跳躍進行，然後一下子跳到毫無聯繫的腿部神經。毫無聯繫嗎？不是的，它們的腦部中樞就在同一個小小的神經團中。所以，雖然不在同一條神經上，循經傳導依然很容易由腹部傳到腿部。

這循經傳導就是恢復臟腑功能，中醫一直說不通則痛，不通則病。這循經傳導就是「通了」，它能將臟腑功能全面疏通，恢復功能，然後形成陽氣的復甦，病勢則全面好轉。但它也是有針後 24 小時反應的，病患本來就陽氣不足，又以針灸強迫不足之陽氣集中於需修復之臟腑，則維持身體運作所需的陽氣更少了，所以第二天病患會昏昏欲睡，24小時後精力才能轉為充沛，醫囑在家休養，也有必要事先告知病患，如果第二天考試、面試、開庭…則治療必須延期。

二，灸法

灸法有4項主治，分述如下：

（1）和針法完全一樣，針對穴位調整本經，只是不用針而用艾絨加熱，效果雖不如針法，但不用傳承手法，取穴亦不用十分精準，所以廣受民間治療師喜好。

（2）和針法一樣，集中血液循環於炎症反應部位以消炎，如關節炎、韌帶炎……其效果仍然不如針法，例如治膝關節退化，長針直進膝關節，刺入十字韌帶，一針就可集中血液循環，將整個膝關節熱起來。而灸法只能加熱那一小塊淺淺的地方，而調動不出全膝血循。

（3）溫灸器

大面積加熱或用大的灸條在疼痛部位前後左右各處加溫，其實這已不屬於針灸範圍，而是以灸代替熱敷熱熨，其效果與物理治療的紅外線差不多，效果仍不如針法。

（4）若要安，三里常不乾

比較各種瘡傷，痊癒需時最久的就是燒傷，此法將足三里穴用灸燒傷，沒事摸弄一下，保持發炎狀態而不使痊癒，以局部發炎而調高身體免疫力。

中醫針灸一切調動免疫力的方法，只能使免疫力回復正常水準，就是說能提昇低下的免疫力，以消除炎症。也能安撫高亢的免疫力，不令自體攻擊。對於本已正常而需再提高些以預防禽流感病毒之類的疫癘，群醫束手無策。什麼板藍根、大青葉都是胡說八道，唯一的正道就是若要安，三里常不乾。

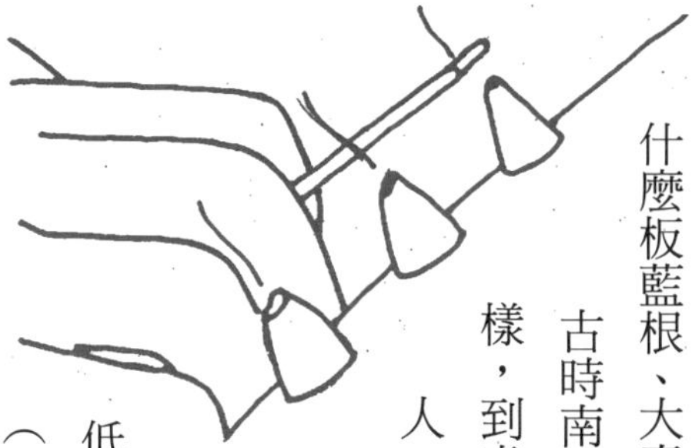

古時南方，尤其是今天的廣東省，那可是跟現代的亞馬遜叢林一樣，到處是原始林，又濕又熱，細菌病毒不計其數。遠赴南疆之人，死亡率太大，常須事先寫下遺囑，可是用此灸法確實有效，得病率大減而造就灸法名動天下。其實在全身脂肪薄的地方，隨處燒一個傷口，保持輕度發炎狀態，效果也是一樣的，不用非灸足三里不可。涼茶也能小小振奮低下的免疫力，所以至今廣東人愛飲涼茶。它可舒解上火（病毒所致各種炎症反應，如口瘡、牙週病、鼻竇炎、紅眼症…），令人舒適些，但想要以它對抗疫癘，比之若要安，三里常不乾，那可差的遠了。

廣東人還喜好煲湯，湯是給誰喝的？湯是給重症病患喝的。大病之人沒食慾，沒食慾是身體集中全部陽氣與疾病決一死戰，而關閉第二線功能，不但沒食欲，也沒性慾，如果此時強迫進食，則消化系將為自己的運作而強取血液循環，將大減機體對疾病的抗爭力量，在沒有抗生素的古代，這是致命的錯誤。只有喝湯代替飲食才是萬全之策。喝湯有營養是稍稍營養重病之人，而不是健康人，外行人見重病之人不吃飯，竟然喝湯喝好了，於是極度高估煲湯的功效，其實根本不是這麼一回事。

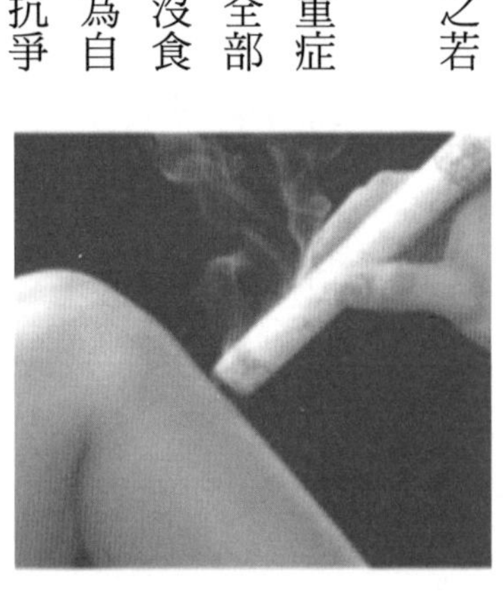

【3】三稜針

三稜針用來放血，這個血是血液循環的血，而不是陰血，放血療法其作用有：

（1）經云：宛陳者除之，將陳年老血去除，則恢復血脈流通。如同水溝不通，須將其淤積之物清除。以現代眼光看放血，其效果和捐血完全一樣。為什麼偶爾捐血有益健康？就是使身體察覺血量少了，於是自主神經啟動造血機能，則全身總動員，同時將新陳代謝、免疫力一併調高、治在發炎、發燒、瘡瘍……。所以放血療法可不是只放一二滴血，而是要放很多血，最少 100 毫升。使用三稜針的目的，就是使創口不易收口而能多流些血。

軍隊武器中的三稜刺亦是同理，不令創傷收口而重創敵人，能最大程度消滅敵人有生力量。

（2）搶救腦血管意外

當中風神智開始不清時，立刻針刺十指尖放血，只放一二滴血，這個放血是精神療法，因為病患看到自己流血是會激發生命力的，就是激發陽氣。但是此時針刺放血真正的目的是以劇痛刺激，喚醒病患。手指尖是人體最敏感的部位，用針刺入將使人產生劇痛，不論放不放血都能使病患減輕昏迷度，或增加清醒度，以達到急救的目的。

【4】皮膚針

皮膚針的原理與刮痧完全一樣，也是在12皮部上操作，但它又麻煩又不衛生，效果又遠不及刮痧，是可以淘汰的醫療項目。

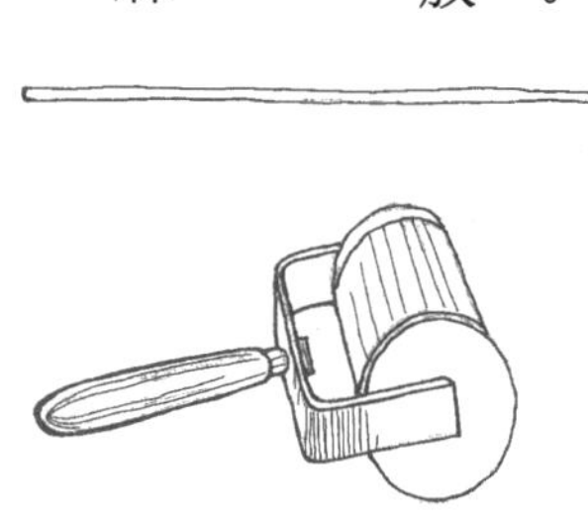

【5】耳針與皮內針

它們都是將小針淺淺置於皮內，能緩解一些症狀，但精神療法的作用較大，實質療效不大，但是深受韓、日…等週邊國家喜愛，所以只用在著迷此道之病患，作為輔助精神療法，否則一概不用。

【6】頭針

頭針就如同後世醫家，將三部九候簡簡單單的脈象，發展成28種之龐大怪物一般的沒事找事幹，頭部已經佈滿了膽經、膀胱經、督脈……之穴位。膽為肝之表，肝疏泄，肝藏血，肝火，肝風，其功能與疾病可涵蓋全身。膀胱經本身就為腎聯通五臟六腑，督脈督帥一身陽氣。

夠了吧，全身各種疾病均可在頭部穴位找尋消息。頭針只是將同樣的病，同樣的治法，轉變一下角度，取代以現代化時髦的名稱而已。如同我們不稱「中風」這個土裏土氣的名字，而須叫做「腦血管意外」時髦嗎？其他手針、面針、鼻針、足針……均是同理，而不值得學習。

【7】火罐

火罐一拔，立刻感到罐下悶熱，這個熱就是血液循環集中，罐下肉體凸起，凸起的肉體裡而就是血液。

如果拔罐力度大而造成罐下瘀紫。這個瘀紫可以在數日內招引血液循環駐留不散，在清除瘀紫的同時，將炎症反應也全部清除了。抗戰時，國軍七十萬部隊雲集上海，忽然，上海的流氓大亨，強盜小偷全部消聲匿跡，浪奔浪流的馮敬堯、馮程程、丁力、許文強全都不見了，道理相同。

前面說過，針灸項下二大治療原理，

其一是集中血循，使病處發熱以消炎。

其二是推動經脈循行，以恢復臟腑功能。

火罐能做到其一，但做不到其二。雖然如此，火罐仍是針灸項下重要的輔助治療。

【8】電針

例如治療消化不良，主力取穴在中脘與氣海，再配上些其他次要穴位。如果在主力穴位上連上電針正負極，則在留針半小時內，因為電波擾動，能將病患全部心思、感覺都引到這2個穴位上，促使血液循環、自體免疫力、修復力、均更大的程度朝此處集中，確實能加

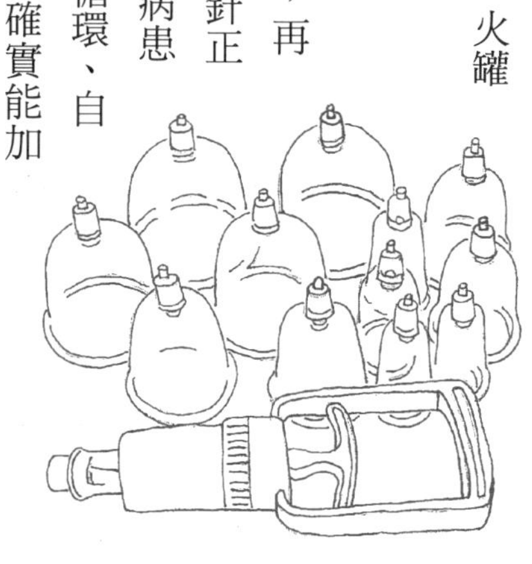

強療效。除此之外，我們不用去理會什麼波長治寒，什麼波長治熱，什麼頻率為補，什麼頻率為泄，這些都是怪物理論。

【9】好了已經說完了針灸項下的各種療法，現在談一談作者的經驗與習慣治法，仍以消化不良為例：

①下針4穴，中皖，氣海，雙足三里，中皖熱感下傳氣海，氣海熱感下傳陰部，男子龜頭，女子陰核。足三里下傳至足背。

②用紅外線代灸加熱，中皖與氣海之間區域。

③加電針正負二極隨便那一極於中皖，氣海。

④30分鐘後去電針，在中皖與氣海各拔一火罐在針灸針上5分鐘。好了，就這樣，針一次好50%，針2次就可痊癒。但是一定要與病患約法三章。

(1) 禁飲冰冷

治療上辛辛苦苦將血液循環集中起來，只要一杯冰水就可以將之全部驅走，將療效破壞殆盡。

(2) 3個月不夜食，空腹入睡。

消化系經治療後，要讓它夜間休息，不可使其日夜操勞。

請注意，針灸所遇到的病例都是慢性內傷雜病，是所謂的疑難雜症，所以必須用這種綜合性的治療方式，而不是僅僅入針出針了事。針後亦須妥善照顧三個月，以防復發。

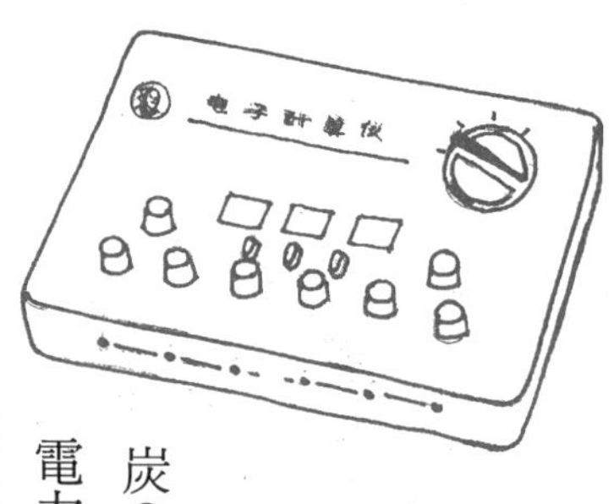

咦？紅外線取代灸是什麼意思？

想一想古時發熱源，能持續加熱是何物？木柴？木炭？煤炭？這些不能用於醫療。古人發明艾絨這個東西實在有智慧。在電力發明之前，全世界只有艾絨可以慢慢燃燒，持續加熱。就只是這樣，後世醫家說因為艾有什麼性質，才能發揮什麼，做到什麼，而能治什麼性質的病，這個我們就不用管了。艾絨只是一個持續發熱的熱源，這與紅外線加熱器是一樣的。可是紅外線燈沒有艾絨那難聞的氣味，可以用衛生紙剪一個洞，控制加熱面積，所以作者從未用過艾灸，只用紅外線灸。

針灸衛道篇至此結束，老子曰：道可道，非常道。大道非是用著述，閱讀，學習而得，而是用「心」用「氣」去體會，去「悟」。望讀者重視九，十，十一，十二章，此四章是悟道的鑰匙。

下篇針灸去邪篇亦能幫助悟道，現在我們正式進入針灸去邪篇。

卷二 針灸去邪篇

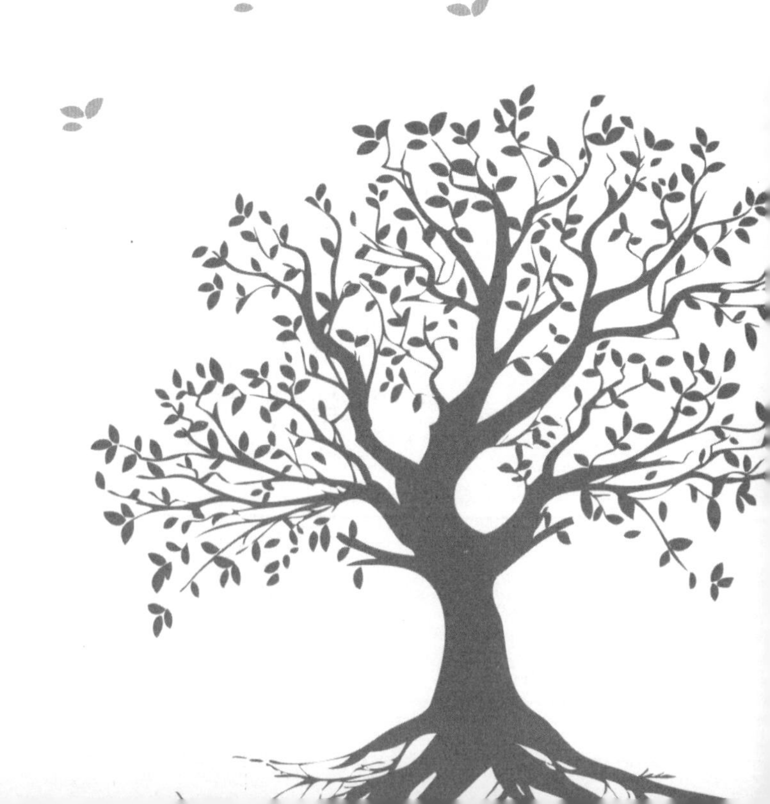

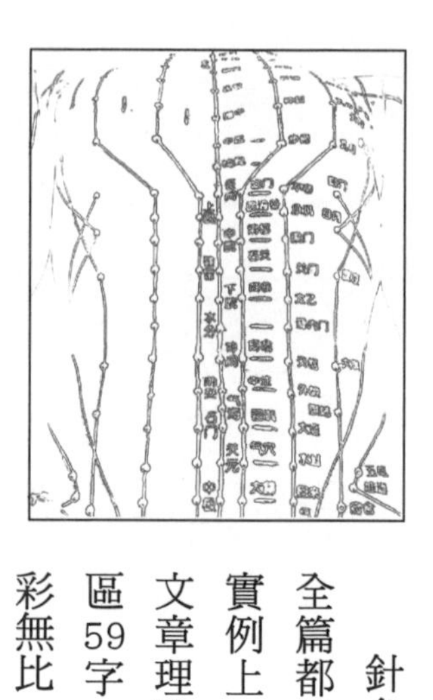

針灸去邪篇是承繼上篇，針灸衛道篇，全篇都是以針灸衛道所述的原理，用在治療實例上。針灸是以手法技藝傳世，而不是以文章理論傳世，所以它的理論總共就是那區區59字，而在治療手法上卻是奇峰迭起，精彩無比。

本書所論治之病，都在內傷雜病範圍，內傷雜病有一個共同的指標，就是陽氣低下，當陽氣正常運作，人是不會有病的。可是陽氣低下，一百個人會有百種不同的病症。所謂標本兼治，治病之本在扶正陽氣，而真正使病患難受而來求診的病症，反而是「標」。病患並不認為自己的陽氣低下，但是在醫者心中應清楚明白，陽氣是針灸療法的重中之重。陽氣低下翻譯成現代話語有好幾個不同的名字。它們是：

亞健康態、免疫力弱化、新陳代謝弱化、快速衰老、癌症體質、生理功能不達標準、高血壓、高膽固醇、血管硬化、肥胖性體質、性功能退化、骨質疏鬆、絕經期綜合症……。

接下來我們將進入標本兼治的針灸治療領域。

第一章　治法總綱

治法總綱，1，治本：陽氣，陰血。2，治標：痰飲，瘀血。

所有的官方教學，在治法上，都會教我們很多理論。以胃炎為例，可分為：1，病邪犯胃。2，飲食停滯3。，肝氣犯胃。4，脾胃虛弱。5，……以上各症各有治法。非但胃炎如此，所有的病症均是如此複雜，而且用詞尚須押韻及對聯。古代針灸也是如此複雜嗎？是刻在甲骨片上？或是寫在竹木片上？

根本不是這樣的，那有這麼複雜。刻諸玉版，藏諸金匱，治法總綱總共就只有8個字，它們是：

陽氣　陰血　痰飲　瘀血

仍以胃炎為例，我們不用去管病邪犯胃、飲食停滯、肝氣犯胃、脾胃虛弱……我們只要知道，本病只是陽氣虛，或陽氣滯，造成痰飲或瘀血，輕則痰飲在胃，症狀是噁心、嘔吐。重則瘀血在胃，症狀是疼痛。

如同處盛世之國家（健康良好），無論叛亂集團有多強大（疾病），四方國軍滙集（陽氣、免疫力），立刻消滅之。但在末世（亞健康態），群雄逐鹿中原（疾病多發），國軍（陽氣、免疫力）到處救火，散在四方零星抵抗。這時那一個省市最弱（器官）就最先失守。

治法總綱要分標本，以陽氣陰血為本，以痰飲瘀血為標。「標」要立刻解決，因為病患求診就是為了「標」而來。例如胃痛嘔噁，一般病患不會理解亞健康態之本，如果醫者只治「本」，患者會認為只是給他調調氣、提提神，牛頭不對馬嘴。病患不會回來複診的。所以「標」非要立刻解決不可。

治「標」只有一種方法，針灸術語叫做逐瘀化痰。翻譯成現代話語叫做集中血液循環，加強局部自體免疫力，以消除炎性反應。

「本」就像國軍，為什麼會產生叛亂集團？就是因為國軍弱化，所以治療上必須一邊打擊叛亂集團——治「標」。一邊整編國軍——治「本」。

治本有三重力道：

（1）不治本

對於一些隨手而癒的小病小痛，如鼻炎、三叉神經痛、腰椎病、關節炎。直接治「標」就好，不用管陽氣不陽氣了。否則以數倍治療時間花在不是病患求治的整體健康，又要被認為牛頭不對馬嘴了。

（2）中度治本

對於一些陽氣不足，但也不是十分不足，不治則影響治標，治之深入則過於延長療程，如神經衰弱、代謝弱化、肥胖……則施與中度治本，中度治本就不用管脈診了，所有的疾病都套用五神針。

五神針是針鳩尾下傳中皖，針中皖下傳氣海，針氣海下傳生殖器，雙足三里穴下傳至足。此五穴完全以普遍性提昇陽氣，而非針對性。對於亞健康態之病患有顯效。咦？五神針怎麼與前述消化不良的針法一樣？沒錯，是一樣的，因為血為氣之母，陰血為陽氣之本，而脾胃經生血、統血，是陰血之本。所以大法提昇陽氣，第一步就是在脾胃經找尋消息。

中度治本不應超過七針，否則再加上治標的針數將超過10針，如此會造成分散集中力度，而使療效大幅降低。切記，金針，金針，須惜針如金。一針可解決問題，決不下第二針，二針可解決問題，決不下第三針。

（3）深度治本

對於腎精與陽氣均已衰竭之病患，必須深入治本，否則一切治標都是愈治愈糟，或是暫時好轉，1～2天後又回到老樣子。如抑鬱症、癌症……。

這與前二項不一樣，此時沒有本就沒有標，只治標不治本，疾病不但不癒，而且還將透支已枯竭的陽氣，使病勢更加惡化。有很多謠言說某些病不能用針灸治，不但治不好反傷元氣。原因就在此。

此時與抗衰老針法一樣，須以脈診找出最弱之臟腑，並由它開始提昇陽氣，並將陰血引入腎經以重建腎精。操作細節將在下一章抗衰老詳述之。

開始治療時，不要去治「標」，因為會將好不容易建立的一點點「本」給消耗掉。

針灸5次後，「本」已建立了小基礎，就可以開始治「標」了。但只能為建立病患信心而小小治標，不可全力以赴，否則又將耗盡老本。

時時刻刻都要記住，治這種陽氣衰竭之病患，必須積存後備陽氣，並善用之。如同戰場上優秀的軍事指揮官，必定用最精銳的部隊做為後備部隊，並靈活調動之。以抗戰為例：

抗戰時國軍七十萬部隊雲集上海，戰況激烈。後來被日本艦載陸軍從側面連夜登陸，對國軍造成合圍之勢，於是軍委會下令撤退，這一下糟糕至極，造成如同秦晉肥水之戰兵敗如山倒之狀況。當時在上海與南京之間明明已修建了二條防線，吳福線與錫澄線，撤退時完全沒有派上用場，防線上屯積彈藥之碉堡，亦因荒亂中找不到鑰匙，最後全供給日軍了。而後造成首都南京陷落。

如果以針灸戰法主事，則部隊調動將如下：

派50萬部隊開赴上海，以十萬全軍精銳之最（後備最有力之陽氣，相當於肺陽），駐第一道防線—吳福線，另十萬精銳（後備亦有力之陽氣，病由口入之 - 脾陽）駐第二道防線—錫澄線。待上海國軍後轍，則第一道防線對國軍放行。以完全生力軍之架式，以防禦工事為依靠，阻截日本追擊軍，下軍令狀命其不計代價，艱苦奮戰必守一星期，而後第一道防線全線後轍，退入第二道防線，則又是一股生力軍阻截日本疲軍，再一星期等後轍的六十萬部隊整修完成建制，則全軍回師反擊，管叫日軍片甲不歸。

不要小視針灸戰法，針灸戰法貫穿全局，永遠保留後備陽氣而不底牌盡出，待數次治療後，陽氣已提昇至標準水準時，則盡出底牌，全力反撲，一戰而定。所以只有彌留病患、癌症末期、老年癡呆症末期……等等。腎精、陽氣、陰血均已為零，已無後備部隊可供調動，亦無法重建之，則針灸無法治癒。除此之外，一切亂七八糟的疾病，針灸少則一次施治，至多12次施治，應手而癒。

為什麼至多12次施治？

前面說過，傷筋動骨100天，而改變身體結構就是3個月。每星期針一次，三個月就是12次。一般疾病針灸1～5次足夠了。能針到12次的疾病可不是一般的疾病，那是群醫束手的重病。

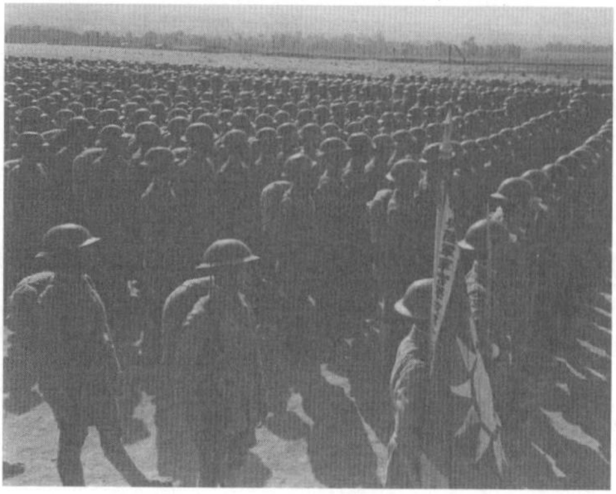

中醫的分科，較不易兼顧全面。作者暫定分為局部病、整體病、綜合病三科。

（1）局部病，例如關節炎、骨傷科，中醫與西醫雖手段不同，但治法是一樣的，都是針對局部消炎復健。

（2）整體病，中醫與西醫最關鍵的不同處，就在如何對待整體病。例如高血壓，西醫待之如同局部病，直接降血壓則治療完成。而中醫治分標本。「標」是直接降血壓，而且只用在高血壓危象，否則不降。怎麼治降高血壓危象？就是十指放血。中醫全部的治癒高血壓手段都在對待引發高血壓的原因，就是亞健康態，翻譯成中醫話語就是腎陰虛（腎精竭），肝火旺（肝陽化火），引動肝風。治法是滋腎陰（重建腎精），清肝火（重建肝之疏泄功能），則亞健康態自然去除，身體已不需繼續保持應激態，則血壓自降。

（3）綜合病，例如痛風，是尿酸過高在關節腔內結晶，引發的急性關節炎。中醫與西醫均需二段治療。西醫治法在治2個「標」。第一個標是去除關節炎，第二個標是藥物直接降尿酸，則治療完成。

中醫治本病，治在一個標，一個本。標在去關節瘀血，集中血循以消炎。本在治尿酸過高的原因，就是新陳代謝紊亂。翻譯成中醫話語就是氣虛血虛，調整氣血，恢復新陳代謝正常運作，才是澈底根治之本。

如要以西醫方式計數人體疾病，那可是數萬種病，在針灸去邪篇不可能全數載入，只是以打破讀者的錯誤思路習慣而列舉部分範例病症，以開示讀者能觸類旁通。所以此後治病的章節，就是以整體病、局部病、綜合病，加以分類，而其開宗明義第一章就是抗衰老。衰老是所有內傷雜病之本，而抗衰老就是一切內傷雜病治法之本。

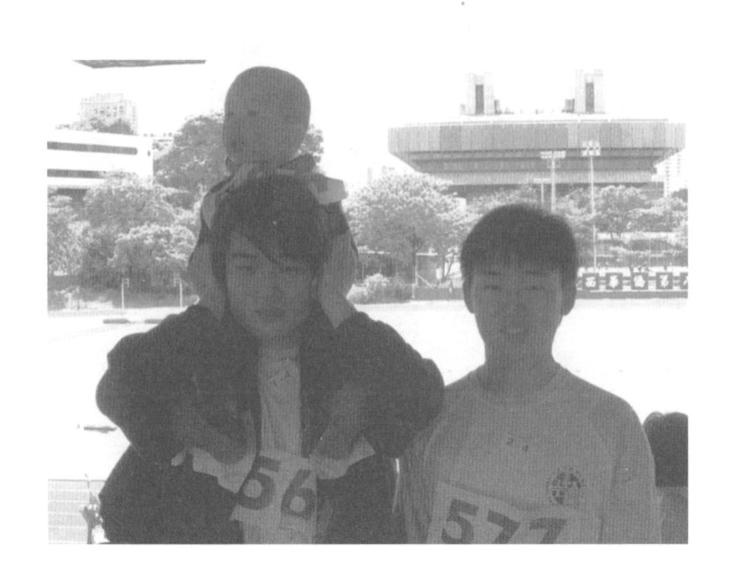

第二章　抗衰老

衰老是所有內傷雜病之本，而抗衰老就是一切內傷雜病治法之本，衰老是血管硬化阻塞之微循環退化，治在提昇陽氣，活血逐瘀。

衰老的根本原因就是陽氣虛，因虛而滯，中醫話語叫做氣滯血瘀。翻譯成現代話語很是多采多姿。它們是：

生理功能退化、器官衰竭、免疫力弱化、代謝弱化、癌症體質、酸性體質、血管硬化阻塞……。

現代話語就是白話文。它是由英語語法直接溶兌入中文語法，文化不同語法也不同。現代話語並不能確切的翻譯古文。潯陽江頭夜送客，楓葉荻花秋瑟瑟，這個秋瑟瑟就不易以白話文直譯。尤其在技藝上需心領神會之部份，差之毫釐可失之千里。例如翻譯氣滯血瘀，作者只能列舉出一串與之相關的現代話語名詞。它們都是症狀，追溯到根源的疾病，只有4個字——氣滯血瘀。如同咳嗽、打噴嚏、流鼻涕、發燒、咽喉痛……看來很不相同，但追溯到根源的疾病只有2個字——感冒。上述的那一串名詞，其實都是同一回事，在本章抗衰老要選擇一個文學上較適配的名詞，在這裡作者選擇血管硬化阻塞之微循環退化。

華北平原，永定河都快要乾涸了，可知塞外江南的水泊網生態已退化至何種程度。身體普通的血管都已硬化阻塞了，可知微血管的微循環已弱化到何種程度。現代生物學證實，摘出人體任何一個細胞，培養在養份充足及排泄物立即能得到清理的器皿中，則這個細胞是永生不死，壽與天齊的。這個養份充足，排泄物立即能得到清理，表現在人體就是微循環的暢通無阻。微循環供給身體第二線功能血流量，如皮膚、毛髮、肢端、內臟小區……當微循環退化則將造成老年斑、皺紋、脫髮、性功能弱化、手足骨關節退化、內臟小區功能不良……如肝小葉功能損失30%、腎小葉功能損失50%、肺活量損失50%、心功能弱化……待全身機能不足以維持身體正常運行，於是經由微循環滯阻而關閉第二線機能，以確保第一線機能不至停擺，如呼吸、心跳……。

第二線機能關閉將減少四肢血循，使四肢常年冰冷，造成手足關節退化、畸形。以及陽萎、膀胱、腸胃功能紊亂、亞健康態、沒精力……。在此非正常情況下，血壓為了幫助人體增加血流量而自動昇高，造成亂上加亂。

衰老是惡性循環的，一但啟動後，每況愈下。針治抗衰老首重活血逐瘀，再配合抗衰老六大平行療法，以鞏固療效，則百歲可期。

如何活血逐瘀？所謂氣為血之帥，活血逐瘀就是提昇陽氣，補足陽氣以推動瘀血。翻譯成現代話語，就是強化新陳代謝，代謝掉阻塞血管的沉積物，重新開通微循環。

血為氣之母，沒有陰血則無法提昇陽氣，所以活血逐瘀就是氣血雙提昇，使二者達到正常生命功能的指標。

治法由三方面同時下手：

（1）以脈診找出陽氣最弱處在何經脈，則開通此經脈。以肺經為例，脈診三部之寸部出現弱脈，是肺之表陽氣虛，則疏通肺之表陽——大腸經。如三部之寸部脈細，是肺之裏陰血虛，則疏通肺之裡陰——肺經。如三部之寸部又弱又細，是氣血俱虛，則將肺經與大腸經一起疏通。

如何疏通經脈？

具體操作是針感循經傳導，下針的部位並未有太大的講究，作者習慣順經而行，肺經針感由尺澤穴下傳至指尖，大腸經針感由曲池穴上傳至肩。其餘經脈亦同，都是取肘膝重穴施治。例如：

胃經針感由足三里下傳

脾經針感由陰陵泉上傳

心經針感由少海下傳

小腸經針感由小海上傳

膀胱經針感由委中下傳

腎經針感由陰谷上傳

心包經針感由曲澤下傳
三焦經針感由天井上傳
膽經針感由陽陵泉下傳
肝經針感由曲泉上傳

如果針感要逆經而傳亦可，不論順經疏通或逆經疏通，只要通了就可恢復臟腑功能。

經云：順經為補，逆經為泄。在外感症治以逆經之泄為主，在內傷雜病以順經之補為主，這是胡說八道。請記好，補泄是中醫湯劑的基本治法，人參為補、川芎為泄。甜的、振奮精神的藥物為補，有些刺激性或有一點小毒的藥物為泄。補泄是由藥性決定的。

但是針灸不講這一套。因為針灸補泄要以因果關係來看，所謂補是補正氣，所謂泄是泄邪氣。但是事實上補了正氣，正氣一強自能驅逐邪氣。泄了邪氣，其干擾正氣的力量消失，正氣自能轉弱為強。所以補與泄是一體兩面，有補就有泄，有泄就有補，說的好聽叫做平補平泄，事實上就是胡說八道。

所以根本不用去管補泄，而以疏通經脈為大綱，不論順經疏通或是逆經疏通。不通則痛，不通則病，一通開經脈，病就好了。

治療此種全身性大面積的陽氣不足，不要貪心，每次施治只治一條經脈以集中陽氣的強度。治病是須消耗一些陽氣的，陽氣本已虛弱，再分散之同時治各條經脈是不能有效的。請記住，永遠保存後備陽氣，等最弱的那一經脈好些後，脈診將自動排列組合，再以脈診找出此時最弱的經脈，再同上法施治，如果病患謹尊醫囑，做好將息保養，這一療程將在5次施治後完畢，則升始進入第二療程了。

（2）腎精是陽氣的貯存態，衰老現象發生時，腎精已然為零。這第二療程就是要將陰血引入腎經而開始生發製造腎精。怎麼引陰血入駐腎經？

氣為血之帥，這須花費一些陽氣的。我們看，唯一一條經脈不源起或終止於指趾端的就是腎經，腎經起點在足心湧泉穴，就在湧泉穴施展手法，要做到針下發熱，要知湧泉一熱則全部下肢都將發熱，由陽氣統領的血液循環率領陰血入駐腎經。如果天冷，或是引領血液循環不成功，則用上所能找到的一切熱源，如電毯、紅外線、大柱灸…非得把雙腿弄熱不可，否則效果不良。請記住，血液循環不是陰血，而是陽氣的另一個表現，如同呼吸之氣也是陽氣的另一個表現，而與肺氣無關。

陰血入駐腎經，生發腎精，翻譯成現代話語就是，新陳代謝再次精煉，不但代謝掉了微血管之積阻廢物，亦清理了細胞內外之雜物。使細胞內外能量與物質交換功能強化如同青壯年，這才是真正意義上的返老還童。

（3）抗衰老六大平行療法須始終貫串全部療程，以確保不消耗新生的陽氣與腎精，則三個月後陽氣與腎精將完全到達指標。並且治療完畢後亦不可停止抗衰老六大平行療法，必須經常性、習慣性的運作下去，否則一年後陽氣與腎精又將耗盡，老化又將再度開始。

抗衰老六大平行療法：

1，飲食（脾生血，統血）

2，運動（腎主骨，力由骨出）

3，睡眠（肝藏血，人靜血歸肝）

這三項在針灸衛道篇已詳述，請翻閱衛道篇。

4，生理時鐘

生理時鐘就是飲食，運動，睡眠均有固定且正確的時間，並且形成習慣，時間一到，該做什麼，不做都不行。例如：

早晨6時自動醒來再也睡不著。

6時半之前如不排便則腹急難耐。

7時不吃早餐則餓的受不了。
8時不運動一下則全身不舒爽。
12時不午餐則飢腸轆轆。
午餐後不小睡片刻則頭暈腦脹。
夜10時不上床則困倦難耐。
中醫的生理時鐘論述更為精妙，它就是12時辰合12經脈：
黃帝內經以平日寅時合手太陰肺經，這與事實不符，應糾正為以子時合手太陰肺經：
（一）子時（23時~01時）合手太陰肺經
（二）丑時（01時~03時）合手陽明大腸經
此二時辰是免疫力全力運作，修復身體勞損期，必須深度入睡，此時若熬夜或失眠，則第二天睡的再晚也補不回來，而加速衰老。
（三）寅時（03時~05時）合足陽明胃經
（四）卯時（05時~07時）合足太陰脾經
此二時辰是消化系—腸胃道、肝、胰、各腺體開始運作，此時應喝一天之第一杯水，及清空腸道—排便，並食用一天最豐盛的一餐，年長睡眠少者可在寅時執行，年輕睡眠多者則在卯時結束前執行，不應懶床超過上午7點鐘。

（五）辰時（07時~09時）合手少陰心經

（六）巳時（09時~11時）合手太陽小腸經

此二時辰是心腦的思想活動旺盛期，是一天學習與工作最佳時期

（七）午時（11時~13時）合足太陽膀胱經

（八）未時（13時~15時）合足少陰腎經

腎主骨，力由骨出，此二時辰是一天中體力勞動最佳時期

（九）申時（15時~17時）合手厥陰心包經

（十）酉時（17時~19時）合手少陽三焦經

此二時辰，經過一天的勞動，血液循環率達一天最高值，所以關節退化的病患，此時疼痛感是一天最輕之時。水液輸佈分配亦最旺盛，所以蓄水之患者，經一天直立工作後，足踝、小腿腫脹較重。

（十一）戌時（19時~21時）足少陽膽經

（十二）亥時（21時~23時）足厥陰肝經

人靜血歸肝，是該放鬆的時期，為入睡做好準備，並在此時期結束前上床入睡，以確保在23時之前能深度入睡。

生理時鐘就是年分春夏秋冬，日分晨午暮夜，億萬年來人類的進化都是順之而行，如果偏要逆勢而行，就如同將陸龜放生到大海，將海龜放生到沙漠，自找麻煩。

5，腦力訓練

陽氣是全身功能的表現，實際運作的複雜程度超過一個國家的運作，是誰在調控，規範陽氣的運作？是心與腎。

翻譯成現代話語：

心就是腦的功能，所在部位是大腦皮質部，掌控感覺神經與運動神經，控制肌肉感覺及思維運作。

腎是腦的實質，所在部位是大腦自主神經中樞，掌控自主神經系，控制一切內臟運作，腺體分泌。

心腦與腎腦是人體至關重要的功能，一但運作不良，則立刻影響全身功能而加速老化。所以有必要加以訓練。腦力訓練是由腦中拿出東西，以及放入東西。

拿出東西如：寫作、繪畫、下棋、樂器、設計、品茗、品酒、寫詩、古董鑑定……利用已知的知識重新組合、創新。

放入東西是學習新知、技能。如醫學、養生、兵法、拳理、炒菜、算命……所謂活到老學到老。而不是上網瀏覽、看電視之類，將腦中放入一大堆沒完沒了的八卦新聞、博客罵戰之類亂糟糟的東西。要知道，老年癡呆症的患者，發病前都是整天坐在電視機前面。

6，心情愉快

情緒不良將嚴重影響肝之疏泄功能，就是疏泄陽氣滯，而氣滯血瘀是衰老之本，肝之疏泄功能是人體至關重要的修復功能，如其運作不良，則身休損耗得不到修復，不衰老才怪。

心情愉快就是醫經上的七情，喜怒憂思悲恐驚，不需這麼複雜，我們將之簡化成心情愉快就行了。心情不好可影響臟腑功能弱化而加速老化。

反之臟腑功能不良當然也會加速老化，亦可影響心情。如臟腑功能不良而影響心情，（約占80%）則脈象上可顯現，以脈診辨症施治，三到五次可癒。如情緒經常性不良而脈象又正常，則可確定病患為先天性悲觀者（約占20%），針灸只以五神針整體性提昇陽氣，並勉勵病患去嚐試各種興趣。如宗教、義工、社團、武術、釣魚、樂器、跳舞、唱歌……大千世界各種興趣千奇百怪，不可能找不到合適的，一旦找到，就由此下手以改變情緒則事半功倍。

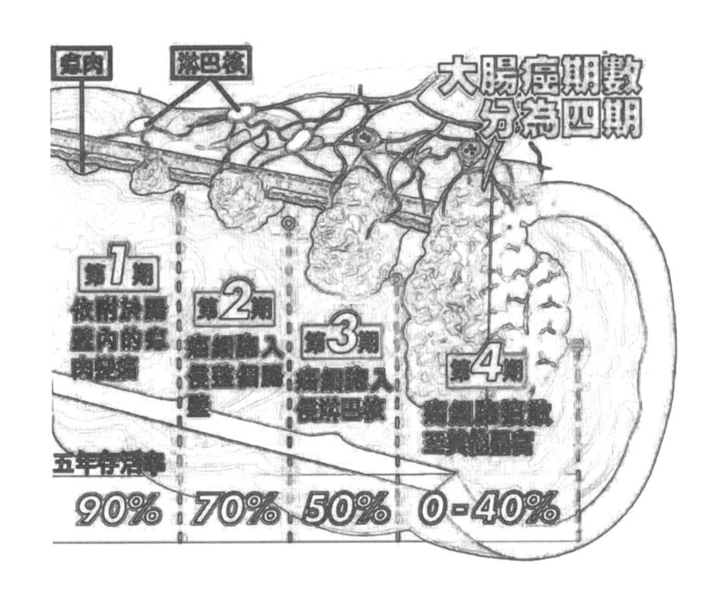

第三章 癌症

癌症體質與衰老有絕對的關係。針治癌症只在治本，而不存在治標。早期癌症針灸應手而癒。中期癌症依病患能否尊醫囑，貫徹抗衰老六大平形療法，能夠做到則可治癒，不能做到則生死各半。末期癌症癌細胞已擴散，針灸療效不以治癒為目的，而以止痛和延長生命為目的。

為什麼癌症不易攻擊青少年而最易發生於老年之群體？是的，癌症體質與衰老有絕對的關係。

癌症的中醫術語亦叫做瘀血，就是氣滯血瘀，在前一章抗衰老已描述過，它們是免疫力弱化、代謝弱化、亞健康態、生理功能退化、酸性體質、血管硬化阻塞……。

大法治癌與抗衰老一樣，都是活血逐瘀，唯一不同處是抗衰老以血管硬化阻塞之微循環退化為主，而癌症的症治以免疫力弱化為主。

癌症的發生必須具備2個先決條件：

①機體衰退，就是氣滯血瘀，治法與抗衰老完全一樣。

②免疫力弱化無法查覺並清除癌細胞，中醫術語仍是氣滯血瘀。

免疫力弱化治在大腸經，疏通大腸經，由曲池針感下傳至食指尖，將貫串整個療程。抗衰老治在細胞年輕化，有必要將陰血引入腎經以重建腎精，治在湧泉。而癌症就不管衰老不衰老，先將癌細胞給清除掉才是道理，治在曲池。所以癌症症治與抗衰老唯一不同處是以曲池取代湧泉，其他治法完全一樣。待脈象回復正常後，就以曲池加五神針，始終用之直到康復。

針灸治癌症經驗之談如下：

①針治癌症只在治本，而不存在治標。以脈診找出12經脈弱化處，疏通之。腫瘤處不要去碰它，也不要肺癌治肺經，肝癌治肝經，器官的肝、肺與經脈的肝經、肺經是兩碼事，不可混淆。

②癌分早、中、晚期。早期癌症針灸應手而癒。中期癌症依病患能否遵醫囑，貫徹抗衰老六大平形療法，能夠做到則可治癒，不能做到則生死各半。有很多病患得了肺癌依舊吸煙，得了肝癌依舊醉生夢死。這個，為醫之道必須將醜話說在前面。

③晚期癌症，陽氣、陰血、腎精均已為零，已沒有後備陽氣可供調動、治療。如同清朝末年，八旗軍早已天天吸大煙、鬥蛐蛐，戰鬥力蕩然無存，北洋軍卻化為各路軍閥霸佔一方，如同腫瘤，大清焉有後望？

但是針灸止痛效果是無與倫比的，此時針灸療效不以治癒為目的，而以止痛為目的。

晚期癌症，一般病患會產生劇痛，依賴嗎啡止痛，一直增加嗎啡劑量，直到致死劑量仍不能止痛時，只有針灸可完全止痛。針治就只是曲池加5神針，而不是那裡疼針那裡。每星期針1~2次，一直針到病患去逝。

④經過手術、化療、放療的病患，本已不多的陽氣、陰血、腎精亦已耗盡為零，無後備陽氣可供調動，這時針灸療效亦不以治癒為目的，而以緩解術後虛弱不適為目的。用穴依然是曲池＋五神針。

⑤手術，放療，化療為醫學法律的標準療法而中醫針灸不是，就是說經此治療的病患死亡，醫者不須承擔責任。我們不可求好心切，為了提高針灸療效而阻止病患去做手術、放療、化療。否則就算治癒萬例病患，只要一例不幸去逝，醫者就必須承擔過失殺人的嚴重後果，有時必須相信生死由命這句老古語。

⑥必須清除體內的一切發炎反應，發炎反應是細胞癌化的關鍵點，如乳腺炎易得乳癌，前列腺炎易得前列腺癌，肝炎、胃炎、食道炎易得肝癌、胃癌、食道癌……而沒有發炎反應之人就算是癌症體質也不見得會得癌症。

如何清除體內發炎反應？很簡單，服用維生素B2，B6就好了。我們知道缺乏維生素B2會得口角炎、口瘡。這是體表顯現發炎反應的冰山一角，而看不到的消化道，身體內部的發炎反應點就不知有多少了。服用保健劑量雙倍的維生素B2、B6可以幫助消除體內所有的發炎反應，如發炎反應已形成病症，如胃炎、盆腔炎……則須另立治療計畫，以針灸治癒之後再治癌症。

⑦治中期癌症要有與腫瘤共生一段時間的心理準備，經治療後腫瘤不再擴大，但可能在2年之內也不縮小，有時要到5年後才會消失，這時不用擔心，慢慢等待，堅持做好抗衰老六大平形療法，每月針灸一次，伴陪著腫瘤，直到其消失殆盡。

第四章　肥胖、血脂、膽固醇、脂肪肝

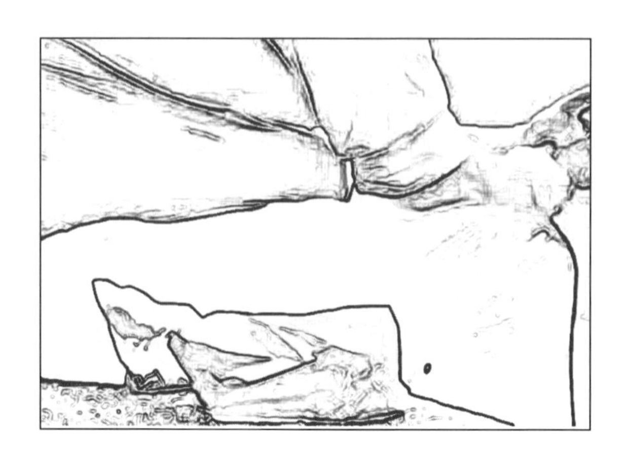

肥胖、血脂、膽固醇、脂肪肝……是汽車引擎（新陳代謝）運作不良所冒的黑煙，治法是調整好引擎則黑煙自然消失，而不是

去清理黑煙

我們可以將人體比做一部汽車，新陳代謝就是發動機，發動機工作良好，汽車就動力十足，在人體就是有精神、有活力。

如果發動機出了問題，則汽車缺乏動力及冒黑煙。在人體就是懶散，不想做任何事。這個黑煙就是脂肪堆積、血脂、膽固醇、脂肪瘤、子宮肌瘤、血管阻塞……一切生長在人體的廢物，都是「黑煙」。

同樣的病症發生在不同的個體，會有很大的差距，有些人只是肥胖，很胖，但其他一切檢驗均正常，有些人卻瘦瘦的，但患有高膽固醇、脂肪肝、高血脂、高血壓…。雖然個體差距甚大，但治法一樣。治療仍以五神針為主，以五神針提昇陽氣，就是強化新陳代謝，使脂肪燃燒率大於貯存率，這才是針治肥胖症的根本。經治療後病患會覺得像是變了一個人，變成精力旺盛，沒事找事幹，做事決不拖泥帶水，所以減肥不但是健康的基礎，亦是事業成功的保證。

蓄水者加脾經陰陵泉，針感上傳，運脾治水。

精神性狂食者加心經神門，毫針以15°角向上斜刺，一針透四穴：神門，陰郄，通里，靈道，針感上傳至肘，以安撫神經系統。

胰臟亢奮者（最為常見）加左不容，延肋骨下緣向左30°角向下斜刺，入針2寸，及左章門直刺入針1.5寸，雙手同時運轉此二針，將胰臟發熱起來。

胰臟亢奮是標準的應激反應，億萬年來，人類所面臨的最經常、最強烈的危機就是食物匱乏，身體的應激反應就是胰臟亢奮，胰臟全力分泌胰島素，全力降低血糖（降低燃燒率，乏力），貯存脂肪（發胖）以助人渡過難關，但會使人像冬眠前的大黑熊一樣，永遠想臥床不起，也永遠吃不飽。所以現代人當面臨重大壓力時，如離婚、失業、親人去逝……身體進入應激反應依然是本能的胰臟亢奮，使人大吃大喝。請注意，大胖子一般都是社會地位低下的窮人，即是此理，因為常年心情不好使個體一直處在應激態，使胰臟亢奮。治胰臟亢奮的後備療法是治神經衰弱，就是說第一次治之不效，則立刻改變療法轉治神經衰弱，以增強神經系統抗壓能力（請閱第十二章 神經衰弱）。之後再回頭治肥胖症，胰臟亢奮則應手而癒。請注意，如果任其胰臟亢奮，則將拖垮一切的減肥、血脂、膽固醇……之治療，並且在數年後必得2型糖尿病。

針治肥胖症醫者經驗談如下：

1.一般針治第二天，病患體重會忽然減輕2公斤，這是蓄水由尿排出，需要與病患解釋清楚，這是健脾運水之消腫，水由小便排出而不是真的已經減肥了，減肥仍須再接再厲。

2.當汽車冒黑煙時，第一要務就是回家後熄火，不使發動機徹夜空轉，人也是一樣，新陳代謝中最大的系統就是消化系，不要讓消化系徹夜工作，也就是空腹入睡，否則夜間身體燃燒率降低，腸胃道吸收的營養消耗不掉，就以脂肪形態堆積在消化道之外，腹腔之內，這就是造成大肚腩的原因。並且消化系將攫取大部份的血液循環，導致夜間血不歸肝，身體修復機能停止運作，不但不利於健康，加速衰老而且影響睡眠品質。所以醫囑必須令病患改變飲食習慣，早飽，中好，晚少。晚餐不但要少，並應儘量提早，所謂乞丐的晚餐，乞丐沒有照明設備，須在黃昏前晚餐而不是夜間，歐洲人的話是：只在見到太陽時吃晚餐。

3.人體需要的營養素有上百種之多，缺乏任何一種，身體都會發出要求信號，就是饞。如果吃下一大堆垃圾食品，當時很滿足，可是身體找不到它需要的營養素，於是快速將食物轉化為脂肪，再次發出要求信號，這個信號不是餓，卻是令人難以忍受的進食慾望，就是血糖降低。醫囑必須破解這個惡性循環，就是儘量少吃米，麵，麵包，麵條，甜點，餅乾，糖……等單一碳水化合物。要吃什麼才好呢？前面針灸衛道篇已述說過，30%的蛋白質，70%的蔬果菜，核仁之類未加工精製的食品，而且種類愈多愈好，以保證身體不缺任何營養素。

4. 體重下降的圖形是呈梯狀下降的，而不是呈斜坡形下降。有時病患完全做到醫囑，但體重數星期也不降半點，這是飲食習慣改變，身體尚未適應，而啟動應激反應，停止不必要的能量消耗，抓著脂肪團塊，減少燃燒率而拖住體重，不使下降。此時不用心急，再等數天，當身體認同新的飲食習慣時，體重自然大降一梯。

第五章　不孕不育

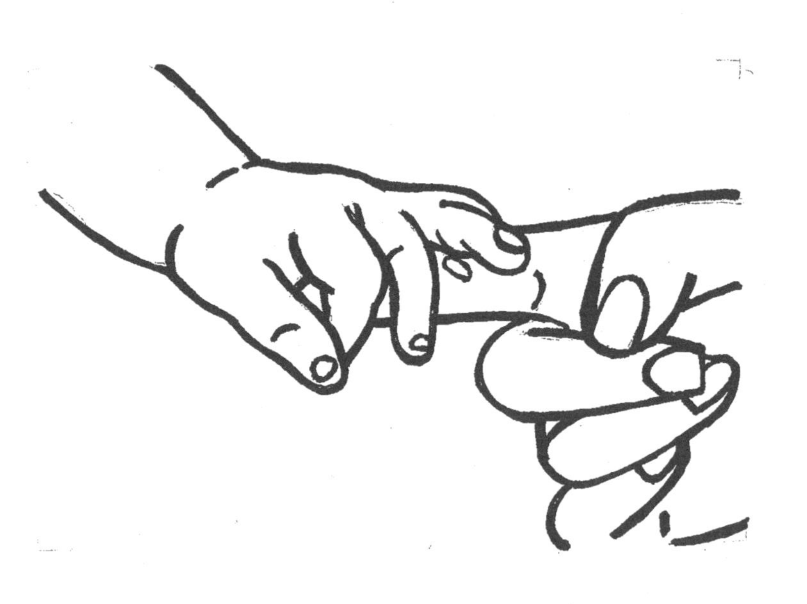

我們不要一見到不孕就想到試管嬰兒、人工受精、借腹懷孕……那有這麼麻煩？針灸治之只是使受孕器官回復自然生育功能

而已，簡單實效。

不孕症分男女，男性不孕症是陽氣虛、陽氣滯的亞健康態，陽氣不足以供應全身的運作，身體為了確保心、肺之第一線維持生命之功能，關閉第二線功能而造成陽萎、手足冰冷、腹泄便祕……其中之一就是精子活力與數量不足之男性不育症，這是所有生物對待危機的通性，非人類所獨有。其治法與抗衰老完全一樣，施治5次可癒，如果病患有一大堆平行症狀，如高血壓、高膽固醇、心血管阻塞……以抗衰老針法加減，如高血壓加治肝膽經，膽固醇加治脾胃經，心血管阻塞加治心包三焦經……。至多12次治癒，不要為了加強性功能而去壯陽，否則會拖垮療效。相反的，醫囑是夫妻分床一個月，保証一個月不射精，使精子貯量滿則一戰而定。

女性不孕症分為三種類型，這三種類型完全依脈象而定：

（1）脈象三部皆虛，這是陽氣虛，身體關閉了第二線功能，為了確保母體安全而不使受孕，治法與男性不孕症完全一樣，以抗衰老治法施治。

（2）脈象只是腎虛，尺部幾乎為零，關與寸正常。這是內分泌紊亂。

我們知道，人體有一條內分泌中軸腺，它們是腦垂體、甲狀腺、胸腺、腎上腺、卵巢等5個腺體組成中軸。此中軸腺體是互相平衡的，其中任何一個腺體運作不良，將破壞整體中軸的平衡而導致不孕。治法亦是針對此5個腺體以恢復運作：

腦垂體針風池穴針感上傳入後腦。

甲狀腺針水突穴熱感上傳。

腎上腺針京門穴，將整個腎區熱起來。

卵巢針關元二側各一寸半，熱感下傳。

施治5次痊癒，治後精神，健康狀態全面好轉，再過2個月脈象轉為正常。為什麼健康好轉脈象不立刻恢復正常？前面針灸衛道篇已說過，當身體狀況改變，身體需要一段時間去適應新的狀況。而這段時間是3個月。但這也不是絕對的，就有一些人身體反應超強，第一次施治之次日，脈象就已正常了，也只一次施治就痊癒了。不過這畢竟是少數。

（3）脈象正常或稍微腎虛，這是子宮、卵巢、輸卵管等慢性附件炎。在臨床上這是最常見的病因，佔男女所有不孕症的80%以上。慢性炎症與急性炎症不同，急性炎症是紅腫熱痛。而慢性炎症是自體免疫力與病竈平衡共生，這是針灸的專治，如不按壓患處，病患並不覺得疼痛，大多數人自己並不知道患有慢性附件炎。治法是令病患平躺，以關元穴為標的點上下左右仔細按壓，找出壓痛點，直接針此痛點，下針二寸半，針下熱感下傳，集中局部血液循環以消炎。本病是針灸的專治，就是說除了針灸外，沒有任何方法，藥物能治癒它。

本病病症輕重亦分三個階段：

（1）僅子宮與卵巢炎，壓痛點將出現在關元穴及其2側各一寸半處，約在氣穴與水道之間，我們暫定為卵巢穴，以此三穴為主，關元熱感下傳至陰部，卵巢穴熱感下傳至腹股溝。如果按壓劇痛，炎症較重，可加大腿上部雙五里穴上傳，針感與卵巢穴下傳融合，此時下腹至陰部會產生一片溫熱。針治5次痊癒。

（2）慢性炎症開始經輸卵管喇吧口進入腹腔，此時在大橫穴下一寸，再向任脈方向偏一寸，發生壓痛點，我們暫稱為輸卵管穴。此時針治以關元穴，雙卵巢穴，雙輸卵管穴，共五穴，全部熱感下傳，亦是針治五次可痊癒。

（3）慢性炎症已彌漫至全腹腔，自胸骨以下全腹部均按壓痛。這時比較麻煩，因為女性陰道口對外開放，輸卵管喇叭口對內開放。由陰道口到輸卵管喇叭口有多重保護機制，慢性炎症能夠突破重重保護機制彌漫至整個腹腔，說明陽氣、陰血、免疫力均極度弱化。治法以鳩尾、中脘、關元、輸卵管穴、卵巢穴等七穴為腹部主力，針感全部發熱下傳。再加上曲池調免疫力，足三里調陽氣。共十一穴，針治至少5次，如未痊癒再針5次共治十次則將痊癒。

針治不孕症經驗談如下：

（1）本針法能將經痛、崩漏、帶下等一切婦科疾病一併解決。

（2）健康的婦女用力按壓腹部是不會有任何痛感的，有痛感則是炎症反應，查看針治療效亦是用力按壓，直到壓痛點完全消失才能確認治癒。如尚留任何一點壓痛，六個月後慢性炎症將再度擴散至原先狀態。

（3）第一次針治，部份體質敏感之病患會有反應，2～4天下腹會中度疼痛，這是因為血液循環集中，局部敏感度因而放大，所以會有此反應。須事先告知病患，否則本來明明沒有自覺痛感，針後卻痛了，病患會誤會「針壞了」。

（4）針治後第一次月經經量增大，有時會增的很大而經期縮短，這是因為身體在制執行大清掃，亦須事先告知病患，以免除不必要的恐慌。

（5）一般懷孕在治療結束後的第一次月經之後，也就是說不會再來第二次月經了，已經懷孕了。

（6）慢性盆腔炎發生的原因是性生活不潔，必須告知病患注意，性生活前男性必須洗澡，徹底清潔身體，包皮必須翻出清洗，尤其是雙手須用肥皂清洗。而女性必須清洗肛門，以免性愛時男性器官不意觸碰肛部而將不潔物帶進陰道。

（7）針治期性生活不用停止，但必須改變，性生活豐富者改為三天一次，直到受孕。性生活少的夫妻，可停止性生活，至治癒後第一次月經第一天開始算，八天後進行性生活，亦是三天一次，總共6次自將受孕成功。

（8）不孕症治，男性沒有年齡限制。女性則有年齡限制，就是要趕在絕經期前施治，一但過了絕經期是不能再懷孕的。有些婦人拖拖拉拉的，一但感覺到絕經期綜合徵開始了，於是才有了緊迫感，求治於針灸，此時成敗各半，須事先告知病患。作者治年齡最大的不孕症婦女，使之成功懷孕是49歲。

第六章　高血壓

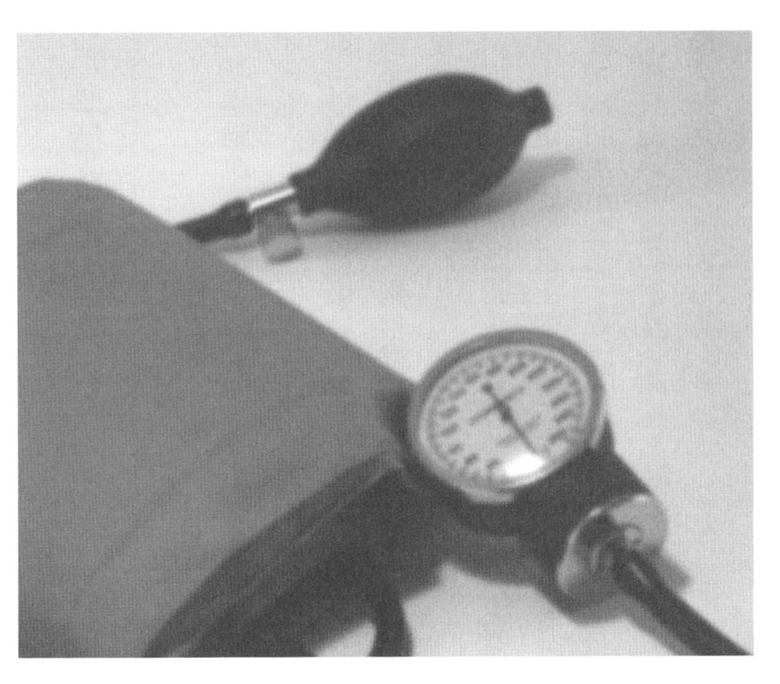

高血壓是我們的朋友，不是敵人。如果陰血不足則人靜血不歸肝，夜間血液循環不足以敷佈需修復之處，則血壓上昇加

強血循敷佈力道。

推動血液循環是陽氣的基本功能，如果陰血不足則人靜血不歸肝，則肝不疏泄（肝陽亢、肝風），陽氣滯得不到疏泄，則陽氣得不到陰血的修復，則不能供應血液循環於需要修復的勞損器官、肌肉、關節……。此時身體已然進入應激狀態，則自動提高血壓以增加血液循環推動力量，派送到需要修復的地方。

翻譯成現代話語是：當人體處在亞健康態，全身器官組織均處在勞損狀態，於是集體向自主神經中樞請求支付血液循環以做自我修復之用。自主神經系搞的焦頭爛額，雖已關閉了人體二線機能，但血液循環仍不夠用，再加上白天損耗的運動器官、神經系統也不能丟下不管，於是啟動應急機制——提高血壓。

例如白天跑馬拉松，造成膝關節勞損，夜間需增加 50% 的血液循環方可修復，而自主神經支付不起。於是將血壓提高 50% 也可勉強修復了。所以高血壓是我們的朋友，而不是敵人。

美國這個強勢國家只打局部戰爭，永遠不需全國總動員，而中國對日抗戰時積弱已深，是舉國存亡之際必須全國總動員。高血壓就是弱勢身體全國總動員發出的訊號，而治療高血壓大法是消除亞健康態，使身體回復正常健康態，則血壓自降，治法與抗衰老完全一樣，請閱第二章抗衰老。

以藥物強降血壓，是為了避免高血壓危象的急救措施，不應化為常態。依賴降壓藥物保持正常血壓，這將干擾機體自我修復、調整的機制，而迫使亞健康態惡化，而加速衰老。

治高血壓經驗談如下：

（1）高血壓分原發性與繼發性，本章所論述的是原發性高血壓。至於繼發性高血壓源於心、腦、腎、腺體…之疾病，如甲狀腺病、腎病、糖尿病…均會引發高血壓，此時須治高血壓之源頭疾病，而不是只治高血壓。

（2）高血壓須及早治療，否則它將造成心、腎、腦、血管…損傷。

（3）針治高血壓5次可降20%~30%則可停針，醫囑須堅持做好抗衰老六大平行療法，三個月之內血壓自然降為正常。如血壓未降或降了但未降至正常值，則必然牽涉到繼發性高血壓，須追查其源頭疾病再治之，則血壓自降。

（4）飽食入睡則人體第一大系—消化系將攫取大部份血液循環，用之消化。如能空腹入睡，則將消化系之血液循環釋放出來，做為身體修復之用，能大幅緩和身體應激狀態。所以空腹入睡是治高血壓至為重要之醫囑。

（5）運動能緩和肌肉血管的緊張痙攣態，心肺運動如慢跑、快走、爬坡…亦是治高血壓至為重要之醫囑。

（6）飲酒不節制則傷身，身體將進入應激態，宿醉的第二天血壓昇高，身體不適，此時反而更有再飲酒的慾望，因為酒精能放鬆神經，飲酒後血壓將快速下降，令人舒適。但這是飲鴆止渴，當時血壓下降但之後會昇的更高些，飲酒不節制之人必將羅患高血壓。所以治喜好喝酒的高血壓病患須另立酒精戒斷治療。

第七章 卵巢胞囊腫、子宮肌瘤

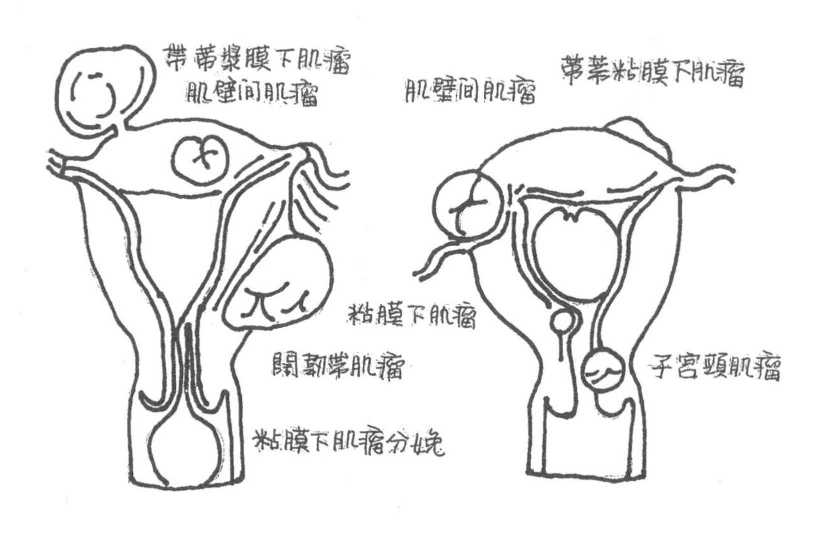

此病治法之本與減肥是一樣的，治法之標在集中血循於下腹。

卵巢胞囊腫與子宮肌瘤，均是性腺激素失調的產物，就是卵巢分泌不正常，其原因不外二點：

（1）陽氣虛——在亞健康態，整體失調，性腺當然也失調。此時治法要分標本，以減肥療法為本，以關元穴、卵巢穴為標，請翻閱前面肥胖症治法。

我們知道，人體新陳代謝不良如同汽車發動機沒力而冒「黑煙」，這黑煙就是一切身體上的廢物。如：脂肪堆積、血脂、膽固醇、尿酸……。卵巢胞囊腫、子宮肌瘤也是另一種形式的黑煙。治法亦分標本。

1.以治肥胖症的方法治本以消除「黑煙」。

2.以關元穴、卵巢穴三穴治標，將消除黑煙的手段強力引入子宮、卵巢。

（2）慢性附件炎——就是子宮、卵巢的慢性炎症，治法與前章不孕症，女性不孕之第一階段完全一樣。以按壓找出痛點，在痛點施治以局部消炎。一般取穴同樣的以關元穴及雙側卵巢穴為主。

針治卵巢胞囊腫與子宮肌瘤經驗談如下：

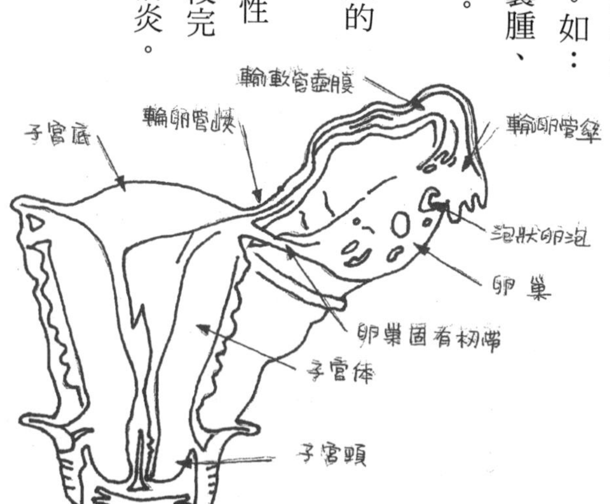

一般針治5次，卵巢胞囊腫即可消失乾淨。但子宮肌瘤就慢了，雖然亦是針治5次。但一般大如核桃的子宮肌瘤要等半年才會消失殆盡並結下疤痕。但是大如蘋果的子宮肌瘤，可能需要5年的時間才能消失殆盡。

在它尚未消失乾淨前，必須堅持保養身體，不使再墜入亞健康態，並堅持減肥後注意事項，不讓體重稍有增加。這2個堅持可保證在一段時間後子宮肌瘤消失殆盡，否則它會反覆，就是保養好了，它縮小些。生活失調，它又長大些。這必須與病患事先說明。

第八章　甲亢與甲減

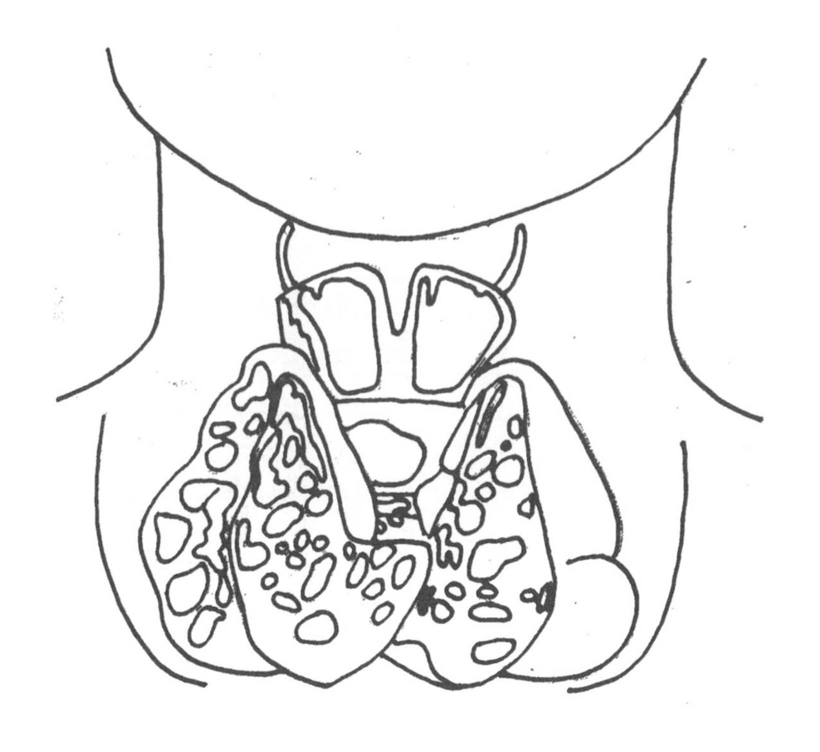

小小一付頸前甲狀腺，它能左右新陳代謝、情緒、精神、血壓、陽氣化為火、職業成敗……要照顧好甲狀腺太容易了，不

可因忽略如此容易之事而拖垮人生大好前途。

（1）甲亢

甲狀腺是調控新陳代謝重要的腺體。當個體遭遇搶劫時，則身體進入應激狀態，此時甲狀腺、腎上腺全力運作，加速新陳代謝，血壓上昇，血糖上昇，使人體精神振奮，力量大增，為決戰或逃跑做好準備。

可是應激狀態並不是只發生在遭遇搶劫時，它亦發生在會議爭執、夫妻吵架、熬夜、飲酒過量、女色包圍、連續8小時玩電玩……。平常生活中情緒不節制及放任不良習慣，則將迫使甲狀腺以應激態為常態，這就是絕大部份甲亢的起因。其治法亦分標本：

1、治本—新陳代謝在中醫叫做陽氣，而本病重點在脾陽，甲亢是脾火，這個火是脾陰不足而無法結合脾陽，脾陽則孤陽化火，是虛火。治在運作一身陽氣而重點提昇脾陰。治在五神針加脾之裡陰—脾經之陰陵泉針感上傳至腹股溝。

2、治標——治在局部，只用頸部水突二穴，針感延喉返神經上傳，甲狀腺處局部熱感，以集中局部血液循環以供給、安撫亢奮的甲狀腺。

（2）甲減

甲狀腺是人體應激反應的調控執行員，可是長時間處在應激狀態，自體免疫力也容易反過來攻擊甲狀腺。如重感冒一月不癒、亂吃蛇、蜘蛛之類的異體蛋白質、食物、藥物中毒、空氣污染、水污染……，會過量激發自體免疫力，則此變態反應可直接攻擊甲狀腺，待甲狀腺細胞過度傷亡後，就成了甲減。治法亦分標本：

1、「本」在調和變態的自體免疫力，治在免疫力王牌——大腸經之曲池穴及胃經之足三里穴，均沿經傳導，曲池穴上傳至肩或下傳至食指，足三里下傳至足。

2、「標」亦是在局部的水突穴延喉返神經上傳，局部熱感。

3、大部分的早減是由甲亢而來，或是甲亢治療不當傷到甲狀腺，或是因多年甲亢使甲狀腺衰竭而轉為甲減……這在中醫術語叫做陽氣虛，脾陽虛，而且是陰陽俱虛。治法亦分標本，本在五神針加陰陵泉，標在水突穴。

針治甲亢，甲減經驗談如下：

（1）甲亢是針灸專治，針灸療效遠遠超前一切療法，針治5次可痊癒。

（2）變態自體免疫力攻擊甲狀腺之甲減，必須搶時間，一分一秒都不可放過，立刻針灸，搶救已受傷但未死亡的甲狀腺細胞，針治五次可癒，但此時的甲狀腺已不同於健康的甲狀腺，醫囑必須終生保養，決不使身體再承受過度的應激反應。如果拖延時間過長而不及早針灸，則其細胞死亡，不能再生，此病患將終生成為甲狀腺激素藥片依賴者。

（3）由甲亢轉來的甲減是最難治的甲減，因病患已錯過治療黃金期—甲亢，而如今只有在初轉成甲減的頭三個月，針治有效，但成敗各半。三個月一過，則不用治了，病患亦將終生服用甲狀腺激素藥片。

第九章　心血管阻塞　心肌梗塞

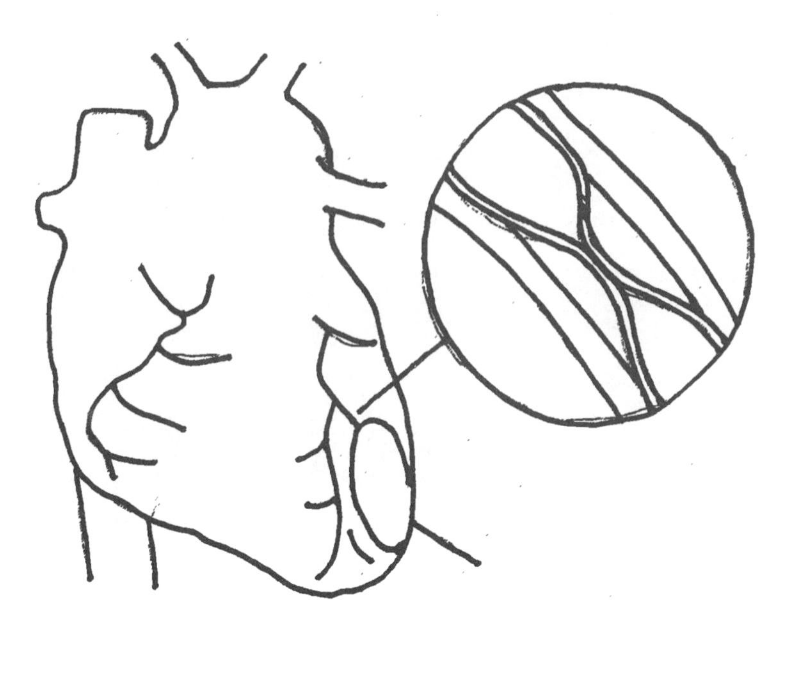

心是君主，是元首，是總統，是思想中樞，是對身體行為發號施令中樞，是感覺與運動神經中樞，是大腦皮質部。腎是行政

院長，是國務卿，是首相，是總書記，是自主神經中樞，是對身體器官、腺體施令中樞，是全部腦髓。而心包代心行令，就是解剖學心臟這個推動血液循環的器官。心肌梗塞，西方叫做魔鬼的一擊，中醫叫做心包瘀血。

血管壁分為三層，最內層是一層薄薄的潤滑層，好讓濃稠的血液順利流通。中間層是最厚的肌肉層，應激狀態血壓增高就是此處痙攣。最外層是鞏固層，像香腸的腸衣。其中最重要的是那最薄的的內潤滑層，它易被很多不良事物破壞、發炎而損傷，例如牙週病、性病的細菌性損傷，高血壓、糖尿病的物理性損傷，一但發炎損傷，將引來一大堆自體免疫的東西如：白血球、血小板、膽固醇、巨噬細胞會形成凝血團造成粗糙的血管內壁凸起，快速或慢慢的阻塞血管。一但阻塞則此血管負責供氧的那一小塊心肌將缺氧壞死，心肌總共才不過一個拳頭大，而且分工細密，心肌死亡5%，人也就完了。

心血管阻塞的血管是口徑中號的血管，粗細約同鉛筆芯，連這麼粗的血管都已阻塞，可想而知僅容一個血球通過的微血管已阻塞成什麼樣子了。這就是前面抗衰老所述及的氣滯血瘀之微循環全面瘀阻。心肌梗塞之人早已嚴重衰老，可能面部經保養，尚不顯老，可是身體功能的年齡至少比實際年齡要衰老20年。

大法治心肌梗塞亦分標本，

1、治本，相信讀者已猜到了，對的，就是抗衰老治法，但這是性命攸關的急症，必須在黃金時間內搶救「標」。

2、治標共3穴：針心包經雙內關穴針感下傳至指尖，必須刺中正中神經，強烈電擊感可持續數日，針鳩尾穴針感下傳至臍。

治心血管阻塞，心肌梗塞經驗談如下：

（1）心肌梗塞不是魔鬼的一擊，而是魔鬼多次襲擊之後的最後一擊，在之前早已發生亞健康態的一切症狀，並心區不適、心絞痛均不受重視，病患總以為年齡上長就應如是，而耽誤治療時機。

（2）阻塞血管亂糟糟的東西，我們仍然視為汽車發動機運作不良之黑煙，必須照顧好新陳代謝（陽氣），以清除黑煙，以抗衰老六大平行療法照顧之。

（3）本病治療黃金期在開始心絞痛之前，症狀是憋悶，心區不適，針灸5次可癒，此時雖然不再心絞痛但心血管並未通清，血管口徑在臨界值，就是說如果不改良生活習慣，三個月後將再次心絞痛。所以此時須做好抗衰老六大平行療法，約二年後，血管阻塞處將完全通清，並且身體功能亦全面年青化。

（4）如病患已錯過治療黃金期，受到魔鬼最後一擊，則正式進入心肌梗塞，此時心肌已經死亡一小塊，則將造成心律不整，心律不整是一個重磅反傷心臟的事物，一定要調好，怎麼調？依然是針鳩尾下傳及雙內關穴，不過此處內關穴要擴展為心包經，因為此病患已不是5次可治癒，為避免穴位久治產生疲乏感而療效下降，所以治療定位在曲澤穴至內關穴這一線心包經，每次治療更換進針點，只針經脈而不計穴道。針治十次心律不整可好轉80%，就是病患主觀已感覺不到心律不整，但在脈象上仍能把出微弱的心律不整，但它已不會反傷心臟亦已不會造成因心律不整在心內產生之凝血團順血液循環阻塞腦動脈之腦血管意外，這就算是治癒了，不要小視「算是治癒了」因為此療效已遠遠的超越世上一切療法。

（5）心肌梗塞的急救：心肌梗塞一但發生，病患倒地，不要移動他，黃金搶救期只有30秒，為了不讓病患深度昏迷而容易死亡，可叩擊人中穴，或將病患整支食指置入施救者臼齒間用力咬，以疼痛激醒病患。另一人用快要將胸骨打斷的力量叩擊按壓心區，幫助心臟重新起搏，如呼吸停止則施行口對口人工呼吸。

第十章　腎炎

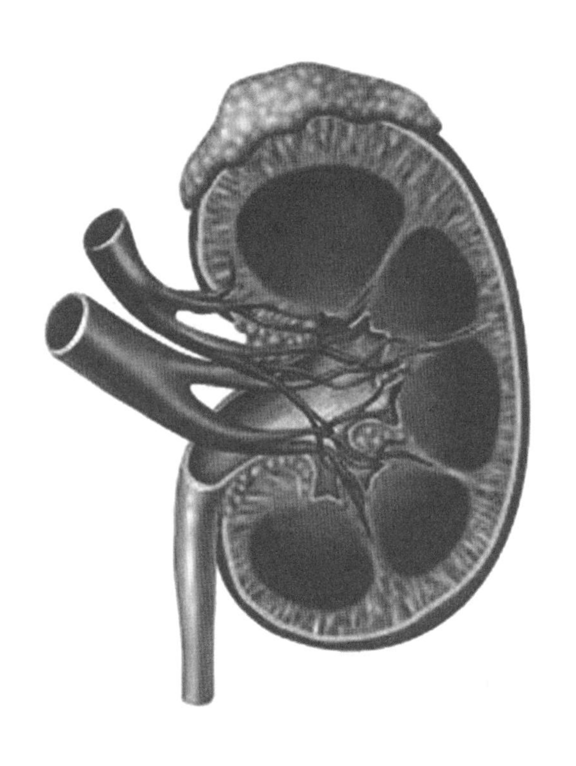

針灸是腎炎的專治，療效遠遠超過其他任何治法。原因很容易理解，因為無論服用中藥、西藥，在治療同時均須腎去排

泄，無異於先給腎臟一記悶棍。

腎炎的症狀是腎痛、高血壓、沒勁、沒食慾、嘔噁。中醫術語叫做脾陽虛，瘀血在腎，及整體陽氣虛滯。請注意，脾是臟象學說的脾，腎是解剖學的腎。中醫術語籠統貫了，可是我們以現代頭腦學習之，不可任由籠統，雖然要求理論簡單化，但必須清晰明白每個字的含義。

腎炎可分為血管性腎炎及變態反應免疫力自體攻擊二種。

（1）血管性腎炎：起因於高血壓、糖尿病、肥胖、高血脂⋯造成血管阻塞、血管痙攣而對腎供血不足，腎炎於是發生。治法分標本：

1、以解除腎炎的原因為本，以抗衰老針法治高血壓，以糖尿病針法治糖尿病，以減肥針法治血脂、肥胖⋯⋯。

2、以雙側京門穴治標，運針至腎區發熱。腎炎是解剖學的腎臟發炎，治在腎募京門，與臟象學說的腎、腎經無關。

（2）變態免疫力自體攻擊：起因與甲減、一型糖尿病⋯一樣，在身體長期處於應激狀態，例如：愛生氣、神經衰弱、重感冒。或是外來事物激發自體免疫力，例如：感染久不癒、食入過多蛇、蜈蚣之類異體蛋白質、長期服用藥物馬兜鈴之類的中毒反應……。變態免疫力自體攻擊可以繼發於前一次的攻擊，就是說如不治好，它會一次次的再發作，很是煩人。

（3）治法亦分標本，以免疫力王牌大腸經曲池、胃經足三里為本。以京門為標。

針治腎炎的經驗談如下：

（1）針灸是腎炎的專治，療效遠遠超過其他治法。原因很容易理解，因為無論服用中藥、西藥，在治療同時均須腎去排泄，無異於先給腎臟一記悶棍。

（2）變態反應免疫力自體攻擊的腎炎，治療時必須爭搶黃金時效，那怕一分一秒都要爭取，爭取在腎細胞受損但未死滅前救活它。否則一旦腎細胞死絕，將進入腎衰竭，須終生血液透析，就是洗腎，或腎移植。

（3）血管性腎炎發病較慢，但亦須早期治療，治的愈早，挽救的腎細胞愈多。如果治的太晚，挽救的細胞太少，例如只有40%的腎細胞存活，則這40%的細胞工作量太大，會大為縮短壽命的。

第十一章　糖尿病

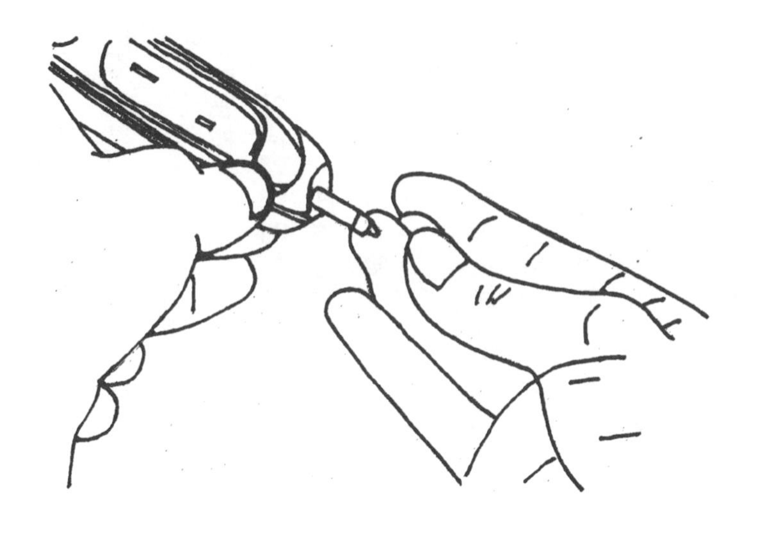

II型糖尿病在口服降血糖藥片之前，針灸5次可痊癒。如已服用多時降血糖藥物，則或治癒、或好轉，需視情況及病患而

定，無法事先預測。如已注射胰島素超過半年，就不用治了。

糖尿病翻譯成中醫話語是腎虛不固攝，一身皆是火，所以多尿、善飲、疲勞……其根本是陰血虛，失去陰血結合的陽氣成為孤陽化為火。壯火反食其氣，所以本已奄奄一息的陽氣進入惡性循環，愈來愈糟，腎精亦消亡殆盡。新陳代謝、免疫力、及整體生命功能指標都已弱化。糖尿病分I型與II型。

（1）I型糖尿病：與腎炎，甲減一樣，是因嚴重感染久不癒，如扁桃腺炎，或重感冒、或異體蛋白質引發過激反應或中毒激發變態的免疫力自體攻擊……多有遺傳性，多發於青少年。此時治療須搶黃金時效，分秒必爭，搶救已受損但未死滅的胰細胞。治法分標本，其本在大腸經曲池穴，胃經足三里穴。其標在左側不容穴，延肋骨邊緣斜下進針，及章門穴，二穴同時運針將胰臟區發熱起來。另外再以五神針提昇陽氣與陰血。

（2）II型糖尿病：一般起病時間較長，病患年紀較大，一般不會錯過治療黃金期，但是大多病患不知針灸，而來的太晚了，這就是所謂的生死由命，富貴在天。其治法亦是標本同治，以5神針及腎經陰谷穴、脾經陰陵泉上傳為本，以左不容穴、左章門穴針下熱感為標。

針治糖尿病經驗談如下：

（1）I型糖尿病，當一發覺身體不適時，檢查為糖尿病，立刻針灸，5次治癒。愈拖則療效愈差，拖到三個月後就不用治了，需終生依賴胰島素。所以祖、父、母三代中有得此病者，一定要將此病的病因及得病後的自主感覺多次教導幼兒，使自己心愛的人雖是此病高發率、危險群，但保證如果得病不會錯過黃金治療期，不以青壯年喪命，而且一定要以針灸施治，因為沒有別的療法能治好它。

（2）II型糖尿病在口服降血糖藥片之前，針灸5次可痊癒。如已服用多時降血糖藥物，則或治癒、或好轉、或穩定病情不使惡化，需視情況及病患而定，無法事先預測。如已全劑量注射胰島素超過半年，就不用治了。

（3）無論I型II型糖尿病，治癒之後胰臟必然弱於健康的胰臟，所以必須終生保養。

如何保養？須確實做到抗衰老六大平行療法中的飲食、運動、睡眠三項。

（4）為了有效減輕胰臟負擔，避免食用白米、白麵、白糖……等精加工之一級碳水化合物為主食，改以甘薯、馬鈴薯、玉米……等天然二級碳水化合物為主食。以及不夜食，晚上空腹入睡，使胰臟在夜間停工修息。小米、大米、大麥是4000年前人類進入農耕時代之後的主食，在4000年前它們是禽鳥雞類有嗉囊動物的主食，能在嗉囊中磨去外殼，而不是人類億萬年進化所採集的主食。

（5）當人體進入應激狀態則擾動血糖值，如果常年處於應激態，例如天天生氣，則將應激態化為常態，易形成II型糖尿病，治法以強化神經系，治癒神經衰弱為本，以左不容穴，章門穴為標。

在身體存在慢性發炎時，例如胃炎、牙周病、盆腔炎……自體免疫力過激反應強度雖不致於造成I型糖尿病，但會慢慢攻擊胰臟，形成漸進式的I型糖尿病。治法以徹底治癒慢性炎症為本，以左不容、章門為標。糖尿病與慢性炎症均是針灸的專治。針灸療效超過其他任何療法。

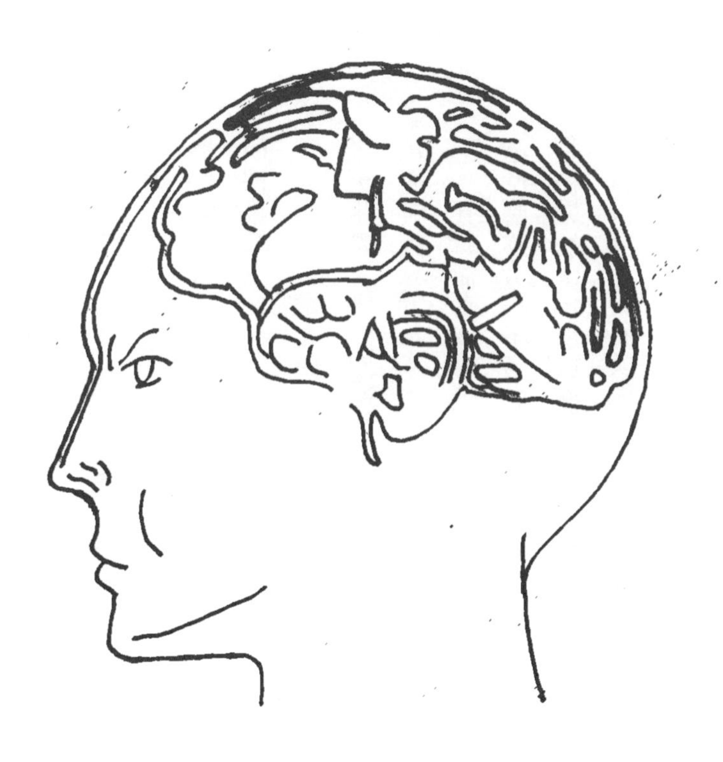

第十二章　神經衰弱

明崇禎為了小事而大怒，淩遲了國之棟樑袁崇煥。在李自成攻打北京時，各路勤王之師均已上路，崇禎不去應接籌畫，督師守城，卻上吊自殺了。大怒大悲這是標準的神經衰弱病患。

肌肉衰弱是手無縛雞之力，神經衰弱呢？是神經太過敏感、擔心、害怕、情緒不穩、愛生氣、失眠、生理時鐘顛倒、煩燥……。明崇禎為了小事而大怒，淩遲了國之棟樑袁崇煥。在李自成攻打北京時，各路勤王之師均已上路，崇禎不去應接籌畫，督師守城，卻上吊自殺了。這是標準的神經衰弱病患。

相反的，神經系統強大之人，世人稱之為英雄。例如戰國時代的孫臏，在中了圈套被臏刑後，卻心態平和，一步步毀滅仇敵，並寫下了名傳千古的孫臏兵法，這就是英雄神經系強大的代表人物。

神經衰弱翻譯成中醫術語叫做心腎不交，在前面針灸衛道篇已述說過，心是腦的功能，腎是髓海，是腦的實質。心腎不交是腦子好好的，但思想卻不在腦中而在前生後世、九天黃泉亂跑。專門回憶聯想不平之事，愈想愈氣憤。

心腎不交亦是陰血虛不能適配陽氣，無根之孤陽化火，而一身皆是火。它與糖尿病的一身皆是火類似，但糖尿病重在肺脾腎之火，而神經衰弱重在心肝腎之火，當然，糖尿病患者亦是神經衰弱之承受者。

心火是心神亂飄，意志力喪失。

肝火是人靜血不歸肝，喪失疏泄功能，睡不寧，無法在夜間修復陽氣與機體，造成惡性循環。

腎火是腎精竭，則自主神經系失調，新陳代謝、免疫力等生命功能低下。

治法沒有標，全是本：

以抗衰老五神針加肝經曲泉穴針感上傳，以重建陰血陽氣。以心經神門向上平刺透四穴，針感上傳至肘。在第三次施治時加湧泉穴引陰血入注腎經重建腎精。共五次治癒。

治神經衰弱經驗談如下：

（1）睡眠是最好的補藥，補什麼？就是入睡時，人靜血歸肝，由自主神經系入主掌控，推動血液循環入注白天勞損的身體機能及神經系統以修復之。針灸的作用不是以針去平衡身體，而是推動「人靜血歸肝」，就是推動人體夜間的自我修復機能。所以神經衰弱與失眠的治法完全一樣。如果睡前飲食，則身體第一大系統——消化系連夜開工，將攫取大部份血液循環用在消化，如此夜間自體修復機能將停擺，而使治療無效，所以醫囑須禁止病患夜食，必須空腹入睡。

（2）神經衰弱是人體深度的衰弱，絕對不會僅僅是神經衰弱而已，必定是心肺功能、消化功能、性功能、新陳代謝、免疫力…統統衰弱。所以醫囑須令病患運動起來，以運動強健體魄，才可以鞏固療效。至少也要做到啟動新陳代謝的小量運動。例如：天天跑步2分鐘、跳繩100次、爬樓梯8層樓…做到些微出汗、心跳、氣喘即可。

第十三章　食道炎、胃炎、胃潰瘍

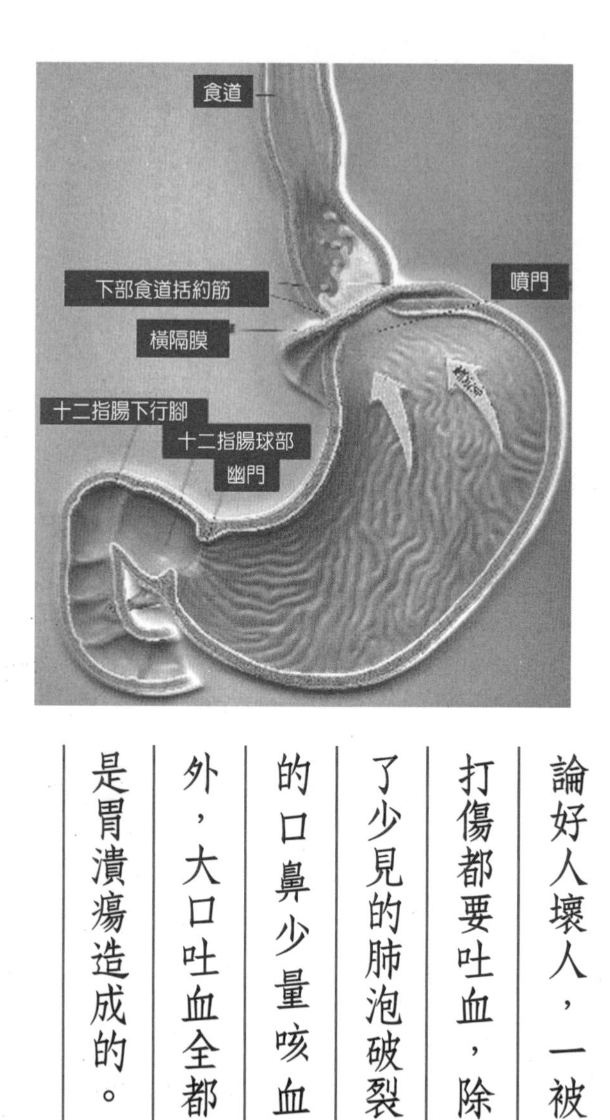

武俠電影，不論好人壞人，一被打傷都要吐血，除了少見的肺泡破裂的口鼻少量咳血外，大口吐血全都是胃潰瘍造成的。

因為不懂養胃，古人很多都是胃潰瘍患者。

本病病因是陽氣滯，瘀血在食道與胃。治法以推動陽氣為「本」，驅散瘀血為「標」。取穴仍然是五神針，以五神針推動陽氣，其中鳩尾與中皖二穴通調胃與食道瘀血，所以五神針本身就是標本兼治。針治食道炎時再加天突一穴，30°角向下斜刺，針感是胸骨上半部後方一片溫熱。

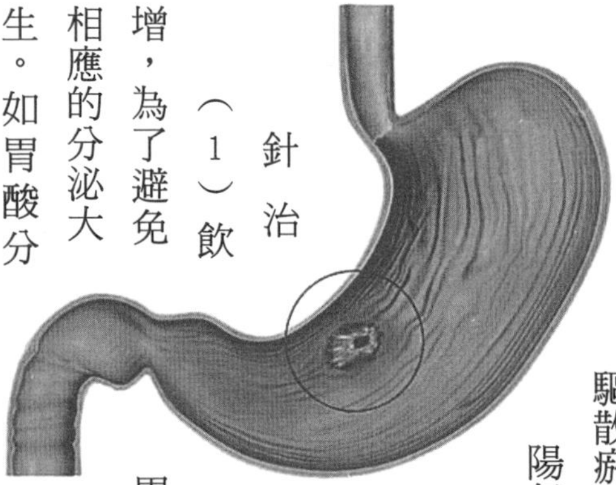

針治本病經驗談如下：

（1）飲食入胃，此時血液循環集中在胃，胃酸分泌大增，為了避免胃酸對胃壁的自體侵蝕，胃內壁的黏膜保護層也相應的分泌大增。如果破壞這個平衡，胃炎與胃潰瘍於是發生。如胃酸分泌不足則殺菌力不良於是幽門螺桿菌大量繁殖，終成慢性胃炎。或是因胃酸分泌不足，造成消化力弱化而增加胃的負擔，亦是慢性胃炎的成因。

（２）如胃內壁黏膜保護層分泌不足，則胃酸攻擊胃壁，造成胃壁腐蝕，這就是胃潰瘍，當胃壁腐蝕觸碰到動脈血管時，一但情緒高亢，引發血壓上昇，則腐蝕一半的動脈血管將忽然爆裂，這就叫做「氣的吐血」。武俠電影，不論好人壞人，一被打傷都要吐血，除了少見的肺泡破裂的口鼻少量咳血外，大口吐血全都是胃潰瘍造成的。因為不懂養胃，古人很多都是胃潰瘍患者。

（３）為什麼會造成以上情況？除了藥物、中毒等特殊例外病例，絕大多數只有一個原因，就是長期性的，在飲食後發生某種情況，強行移走集中於胃的血液循環。例如：

飯後喝冰凍飲料，立刻會使胃像冷凍屍體一樣蒼白。

飯後體力勞動，則胃部血液循環移到肌肉四肢。

飯後情緒激動，則胃部血循移至整體血壓。血壓上昇也會奪取胃部血循。

本病是長期習慣不良造成的，醫囑至關重要，就是令病患飯後禁飲冰，放鬆心情，及休息半小時。否則醜話說在前面，任何治療都將無效。

（４）食道炎是胃酸逆流腐蝕食道內壁，是因大肚腩之腹壓本來就大，飽食入睡則胃內容物向上衝擊造成橫膈膜撕裂，胃的上部由橫膈膜裂口向上凸出—胃疝，而使胃入口之制止胃酸逆流的閥門失效，胃酸直接腐蝕完全沒有防護力的食道內壁，形成食道炎。所以醫囑必須減肥及空腹入睡。睡前6小時刷牙停食，睡前2小時喝最後一杯水，避免腹向上平躺，以右側向下側躺入睡，因為胃由右下方進入12指腸，而正面平躺腹壓向上衝擊力最大。

這些病都是保養重於治療的疾病，保養不到位則任何治療都將無效，保養得法則任何治療都將治癒。

第十四章　失眠

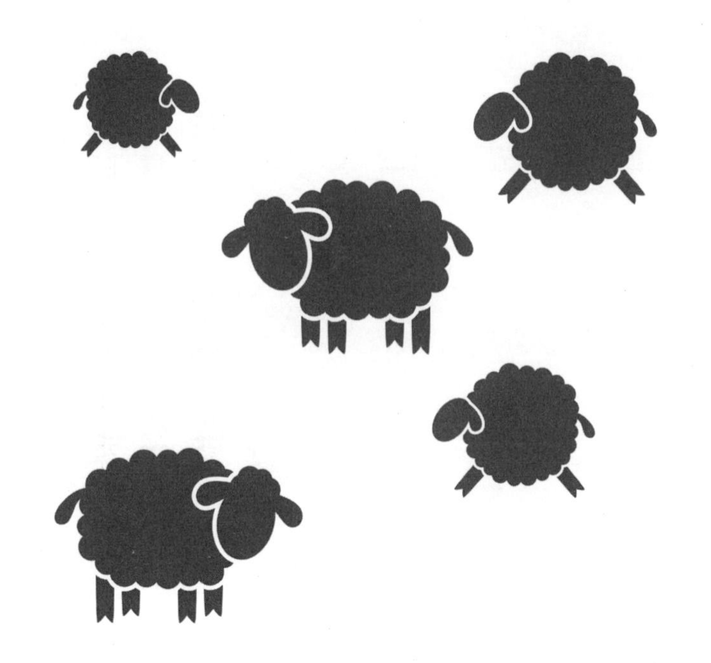

服用安眠藥可使入睡，但無法達到正常的睡眠深度，早晨醒來仍覺得全身沒勁，好像整夜沒睡一樣，這在中醫叫做血不歸

肝而麻痺心腎的睡眠

睡眠是人體最好的補養，中醫術語叫做人靜血歸肝，肝受血而發揮疏泄功能，疏泄陽氣滯，再由完好的陽氣去推動、修復身體的功能。翻譯成現代話語就是睡眠時感覺、運動神經停止功能，由自主神經視事，集中血液循環將白天工作一天造成的勞損完全修復，所以失眠之人不僅是白天精神困倦，身體亦會勞損得不到修復而進入亞健康態而加速老化。

失眠中醫叫做人靜血不歸肝，血為什麼不歸肝？原因不外二點：

（1）陰血虛，這麼少的陰血尚須配合陽氣照顧睡眠時的呼吸、心跳，而沒有多餘的陰血去歸肝，此時治在脾胃經之生血、統血，對了，又是以五神針主治。

（2）心腎不交，心是腦的思想，腎是腦的實質，心腎不交而相互遠離就是思慮轉來轉去轉不停，不讓感覺與運動神經休眠，亦不讓自主神經視事，這就叫做翻來覆去睡不著。治法與神經衰弱完全一樣，以五神針提補陽氣陰血，以神門穴上透四穴以提補心陰，以湧泉穴提補腎精則心腎自交。

治失眠經驗談如下：

（1）生理時鐘，中醫術語叫做12經脈應對12時辰。就是晨3～5時是東方發白太陽初生之時。此時人應不依賴鬧鐘而自然清醒，對應的經脈是胃經，而在5～7時的卯時對應的經脈是脾經，脾經與胃經代表胃腸消化系統，就是應對著此時應排空宿便，進食一日中最豐盛的早餐。

夜9～11時對應的經脈是肝經，就是對應著此時應人靜血歸肝，自然困倦在9時就應上床安眠。但是自電燈發明後這百年來，人們已很難做到這個標準，雖然如此，我們應儘量維護生理時鐘不使差過一個時辰，就是晨3～5時起不來，但5～7時一定要起床，完成進食、排宿便的脾胃功能。夜9時前不能入睡，但夜11時一定要在沉睡中，因為人類億萬年進化，半夜子時，11～01時是睡眠最深沉之時，此時肺經免疫力完全運作，如果錯過子時睡眠，就算睡到第二天下午也補不回來。所以最遲上床時間是夜10：30，而11：00一定要在沉睡中。就算睡不著也要躺在床上，待針灸5次治療結束後，自然能睡著。

如果治療中病患不配合生理時鐘的改善，仍然天天熬夜，飲食不定時，那麼醜話說在前面，治療是不能有效的。

（2）幼兒是純陽之體，陰血亦超標，一靜血就歸肝，馬上睡著。而成年人甚少有純陽之體，多是氣血不足，所以睡前要收集這不多的陰血，使之歸肝。所以晚餐要早及少，空腹入睡而不使虛少的陰血繼續留在脾胃。晚間不做劇烈運動，不使陰血歸於肌肉、運動系，現在很流行下班後晚間上健身房運動，這必須早些，一切的劇烈運動應在下午5：00前完成，夜間只能做些散步、騎單車之類的輕鬆活動。

（3）有另外一種論述：寅時平旦是一天的開始，配合第一條經脈—肺經。5~7時適配大腸經，就是叫你去排便。這是胡說八道，排便是消化功能，是中醫脾胃功能。而大腸是肺之表，是免疫功能，不可混淆。正確的是肺經對應子時，大腸經對應丑時。夜11點至晨3點是人體重度恢復期，無論治療任何疾病，此二時辰當深沉入睡，使免疫力完全發揮，否則鬼神難救。

（4）服用安眠藥可使入睡，但無法達到正常的睡眠深度，早晨醒來仍覺得全身沒勁，好像整夜沒睡一樣，這在中醫叫做血不歸肝而麻痺心腎的睡眠，其效果遠不如人靜血歸肝的正式睡眠。病患將對安眠藥產生依賴性。服用劑量愈來愈大，神經衰弱也愈來愈糟，待用藥劑量到達中毒劑量時，醫師會告訴病患：你的體質如何如何，不應再做此治療，請去找針灸治療。這時就是對針灸醫師的一個考驗。這決不是輕輕鬆鬆就能治癒的，因為病患的心經、腎經、陰血、陽氣均已被抽空了。治療此病患已經不是治失眠了，而是以抗衰老的手段重建陰血、陽氣、腎精、心陰。

針灸必須一星期一次，三個月針滿12次，再令病患配合改變飲食、運動、睡眠及很重要的生理時鐘，就是該吃的時侯不餓也得吃，不該吃的時候很餓也不可以吃，該睡的時候不想睡也得躺在床上，不該睡的時候想睡也得起床。如此三個月，12次針治，治癒。

第十五章　胃下垂 子宮下垂 脫肛

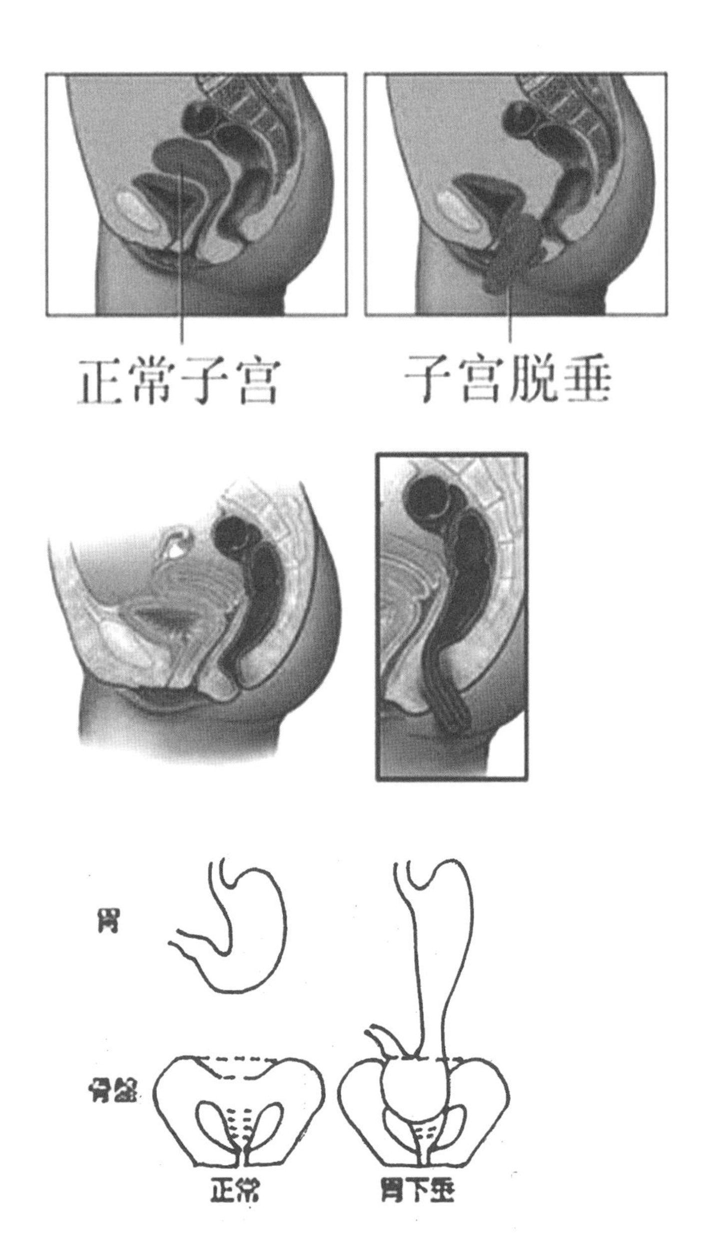

內臟是由系膜懸吊於胸、腹腔。當系膜弱化則支持不住內臟的重量，則系膜拉長，造成內臟下垂。系膜為什麼弱化？原因不外二點：

（1）陽氣陰血俱虛，睡眠時血不歸肝，而不修復身體的勞損。系膜白天工作一天，夜裡得不到修復，當然會乏力而被拉長，針治本病依然須標本兼治，以五神針治本，以被拉長的系膜為標，就是不以常規穴位下針，而以下垂之內臟的上方系膜處定穴位。

（2）病患仰養尊處優，缺乏運動而整體弱化，先是肌肉弱化而手無縛雞之力，再則是筋腱韌帶弱化，在外易得韌帶炎，在內就是內臟下垂。再發展下去是神經弱化及骨弱化，人也將變的像紅樓夢之林黛玉般的弱不禁風，多愁善感。

此時的治療處方不但須標本兼治，亦須開具運動處方。運動處方由馬步開始，而後負重訓練，而後跑步。同時配合八段錦的「拔地擎天理三焦」一舉遷動胸腹腔內全部內臟。

治內臟下垂經驗談如下：

針灸是本病的專治

當病患陽氣陰血不足或是身體弱化是造成一大堆疾病之因，內臟下垂只是其中之一種。而且這些病症會因人而異，經過統計大量病患，篩選病因相同、脈象相同的患者，比對他們的症狀卻大不相同：有些人內臟下垂、有些人高膽固醇、有些人高血壓、肥胖、神經衰弱……它們的脈象只有三種：1腎虛—雙尺脈弱。2陰血虛—三部皆細。3陽氣虛—三部皆弱。所以把脈只能探出三部的病象，是給治「本」的重要參考，但是脈診並不能探出症狀所在的「標」。例如再怎麼把脈也探不出到底是胃下垂或是子宮下垂。所以只憑脈象就能探知一切疾病者，肯定是騙子而不是醫者。

治本病須標本同治，「本」就是五神針，而「標」的那針特別重要，能否立刻見效就看這一針到位與否。胃下垂「標」在鳩尾以30°角向下斜刺，入針2寸，針感下傳，5分鐘後針感開始上提，15分鐘後胃部上提感結束，留針30分鐘後治療結束，下垂之胃已完全歸位。

子宮下垂「標」針在關元上下，以掌壓找出確切部位，針感亦是溫熱下傳，5分鐘後改為子宮向上提拉感，留針30分鐘則子宮歸位。

脫肛之「標」在大橫，腹結一線，溫熱下傳，此外尚須局部取穴，長針對準尾椎之下，穿過臀肌刺入肛門二側外一寸，各入針三寸，針下一片發熱，脫肛亦立刻回位，針治5次痊癒，癒後開具運動處方，依照前述方式運動。

第十六章　痛經 閉經

痛經是瘀血在子宮，就是氣滯血瘀。針治分標本，本仍然是五神針以提昇氣血，標在關元針下發熱下傳，二、三次針治即可治癒。

閉經是陽氣虛，不執行基本生理功能，治法亦分標本，其本依然是五神針，其標在關元、卵巢穴。一般針治二、三次即可痊癒。

針治痛經、閉經之經驗談如下：

針灸是本病的專治，一般一次即治癒，再針一、二次鞏固療效。其中閉經還涉到內分泌問題，如果內分泌失衡嚴重，脈診必定雙尺脈為0，此時必須針治內分泌中軸線，共4個腺體：1.腦下垂體—風府針感上傳。2.甲狀腺—水突針感上傳。3.腎上腺—京門針下發熱。4.卵巢—卵巢穴針下發熱。

平衡內分泌中軸線須針治5次。當月經恢復正常時，則一切的平行症狀都將消失，如抑鬱症、神經衰弱……。

第十七章　絕經期綜合徵

本病是現代文明病，在早些時候，勞動的農婦是不會得到本病的。絕經期綜合徵根本就是亞健康態的體質，一旦進入絕經期，內分泌紊亂則症狀爆發。其症狀就是神經衰弱症狀，再加上潮熱、盜汗。潮熱是腎陰虛，五臟陽氣化為大火，其治法又是與抗衰老一樣，以五神針為本，唯一不同的是，如果尺脈為零則必須如同閉經治法，調整內分泌中軸線。

治絕經期綜合徵的經驗談如下：西醫治本病是令病患服用雌性荷爾蒙，以補足退化的卵巢激素，這就叫做擱置領土問題交給後代解決。這是不負責任的做法。本來亞健康態內分泌就不平衡，再以人造激素戕害數年，則內分泌會更加不平衡，之後再要針治本病則難度加大，但也是可以治的。針灸是本病的專治，一般針治5次，症狀好轉 80% 就可停針，剩下的那 20% 一時半會是治不好的，因為這是人體的自然狀況，必須等3~6個月，待人體重新建立內分泌的平衡，症狀自然 100% 消失。

第十八章　面癱

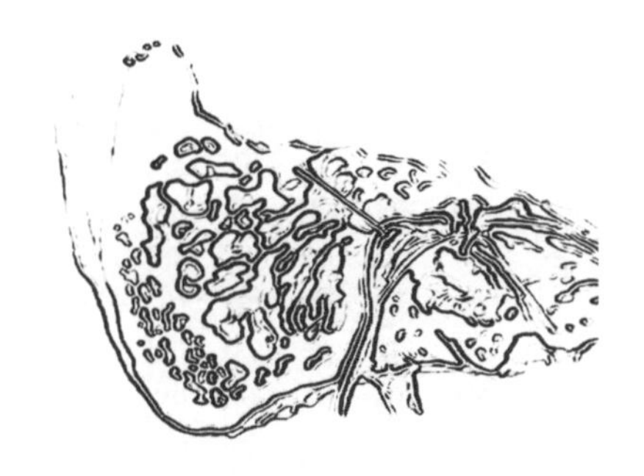

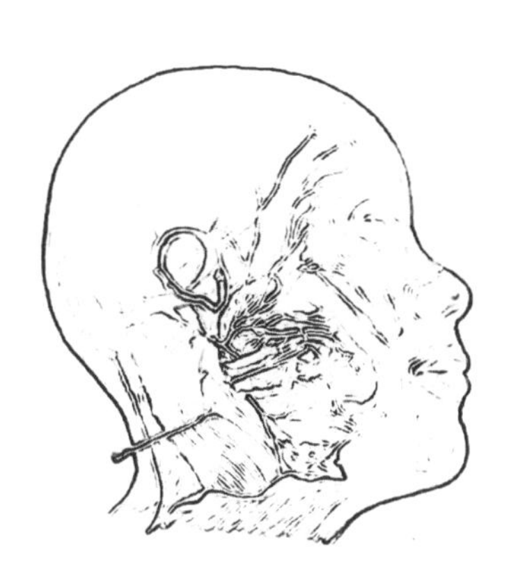

面癱是面神經炎，它可以因病毒引發，也可以因溫度變化引發。但是無論因何引發，它的根本仍是亞健康態之人體二線功能關閉，造成二綫循環弱化，而無力制止面神經炎。治法仍然要分標本，以五神針重啟二綫循環為本，以局部針治，集中血液循環為標。

本病用穴較多：針風池熱感上傳，陽白透魚腰局部熱感，地倉透頰車局部熱感，翳風熱感如同滾水灌入，下關熱感向前至鼻，向下至牙床，共五針。

治面癱經驗談如下：

面癱是很可怕的疾病，其可怕程度不下於被硫酸毀容，所以很多病患會四處亂求醫，此時必須與病患約法三章。針灸是集中血液循環的，病患可以多找醫師，但不可接受降溫治療，就是絕對不可以冰敷，否則將破壞針灸療效，使病況惡化。很多缺乏經驗的醫師會令病患冰敷，說是可以刺激血流量，這是胡說八道。

針灸是本病的專治，一般針一次好70%，針二次就好了。但是對於拖延一個月未治或亂投醫而治不好的病患，須針治五次。

對於年紀尚輕，近期生活不正常的患者，例如因考試連續熬夜的病患，或是脉象不太差的病患，治本的那五神針可以放棄，只治標就行了，因為本病將迫使病患在家休息，健康自會調好。

第十九章　哮喘

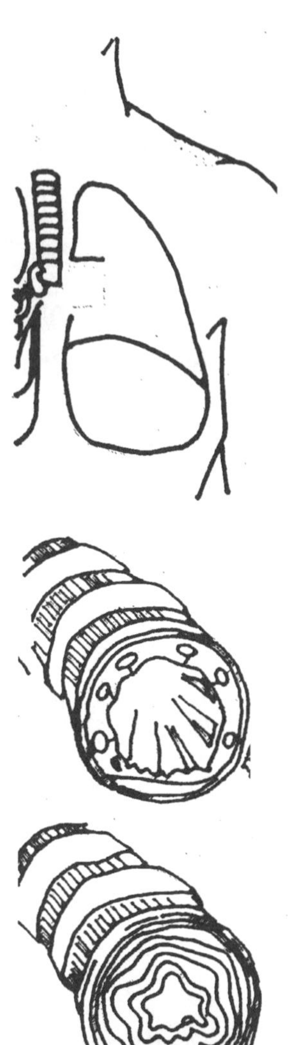

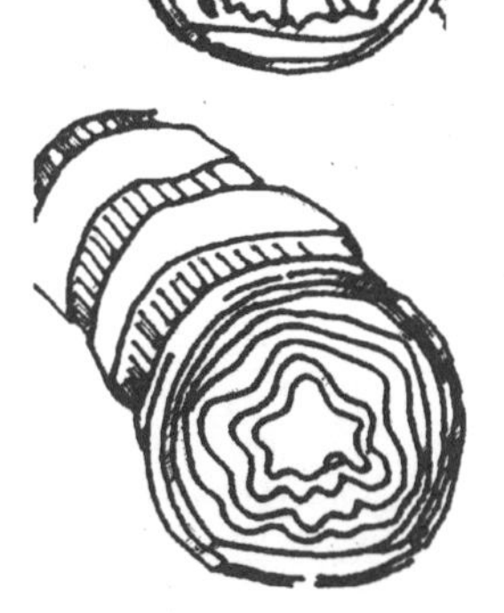

哮喘是變態反應，自體免疫力攻擊支氣管，造成支氣管炎阻塞氣道。哮喘的中醫術語叫做氣逆、腎不納氣。請注意，這裡的「氣」是肺的呼吸之氣，是氧氣、空氣之氣，而不是陽氣、氣血之氣。醫治本病亦分標本，以調節免疫力王牌之大腸經曲池穴與胃經足三穴里為本。以腎恢復納氣為標。腎怎麼納氣？就是由任脈一路將針感下傳到生殖器就完成了。治法是針天突下傳到檀中，針檀中下傳到鳩尾，針鳩尾下傳至中皖，針中皖下傳至關元，針關元下傳至生殖器。

除此之外，亦須局部集中血液循環以消除支氣管炎，治在中府穴。以雙側中府穴，加上天突、檀中共4穴，喚一助手，一人雙手持兩側中府穴，另一人雙手持天突穴與檀中穴，四手同時轉針至針被肌纖維纏住轉不動，以搓棉線的力量繼續施轉力於針柄，約30秒後整個肺部發熱起來。

以上共十一穴，留針30分鐘，中間再使肺部發熱一次，哮喘一切不適將完全消失，一般針灸5次治癒。針灸是本病的專治。

針治哮喘經驗談如下：

1、本病與遺傳性體質有關，治癒後必須終生保養，避免食入、吸入異體蛋白質及污染源。

2、以豆漿、羊奶替代牛乳，牛乳是幼兒哮喘重要致病病因。

3、清除體內一切激發免疫力變態反應之慢性炎症。如牙週病、宮頸炎、慢性胃炎、食道炎……。經常補充些VITB2、B6幫助消除慢性炎症。如慢性炎症過於頑固，則以針灸治療，針灸治慢性炎症的療效超過西醫或中醫湯劑的十至數十倍。

4、病毒傳染的疾病，如感冒、腹泄…必須在家臥床休養，以求快速痊癒，不應以藥物控制症狀而繼續操勞，使疾病久不痊癒而易於激發免疫力變態反應。

5、針治本病，請病患在哮喘發作時不要服藥後來針治，不服藥針治效果不但比服藥後的緩解期好，並能展現中醫針灸的治療手段。

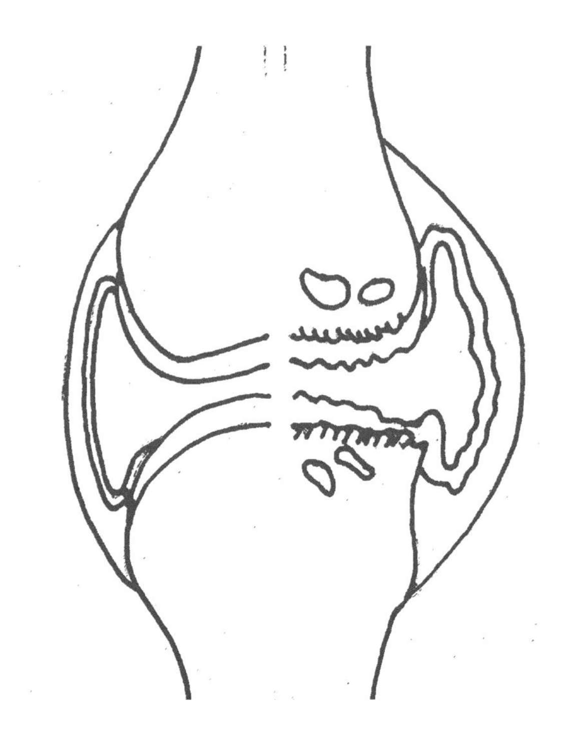

第二十章　風濕病　風濕性關節炎

風濕是中醫術語，由其名稱就可得知，是因風或濕冷降低局部體溫及血液循環而使疼痛加劇的炎性反應稱為風濕病。風濕病一般發生在關節、肌腱、韌帶上，不過最多狀況是發生在退化性關節炎。

在人體亞健康狀態下，身體關閉第二線功能及第三線血液循環而使四肢經常性冰冷，各部位的勞損得不到修復，於是發展成慢性肌腱、韌帶炎及退化性關節炎，而它們對溫度特別敏感，它們就是中醫所謂的風濕病。膝部風濕關節炎就是俗稱的老寒腿。

針治本病亦分標本，「本」在抗衰老五神針以提昇陽氣陰血，消除亞健康態。

「標」在痛處，關節痛針關節、韌帶痛針韌帶……集中局部血液循環以消炎。請注意，這是以痛點下針而不是以穴道下針，對於肌腱、韌帶的勞損，後人統計出炎性反應頻率最大處，定為十六郄穴。在治風濕高手眼下，這十六郄穴沒有半點用處，必須慢慢壓找出發炎點，就是痛點，直針痛點才是道理。

以膝關節為例：

最常見的風濕是：

1、膝內側壓痛，這是脛側副韌帶炎，針法直接針其壓痛點，令局部發熱。

2、膝外側壓痛，這是腓側副韌帶炎，針法亦是直接針其壓痛點，令局部發熱。

3、膝關節內部深痛，無法盡曲，就是無法以足跟觸碰臀部，這才是退化性膝關節炎，針法是比較內、外膝眼那個較痛就針那個，或是一起針也可以。長針須直入膝關節約 2~2.5 寸。針感是整個膝部熱起來。

針治風濕性關節炎經驗談如下：

（1）風濕病因風或濕冷降低局部體溫而使疼痛加劇的炎性反應稱為風濕病，中國的西醫借用中醫「風濕病」這個病名，將一切骨、關節、肌肉、血管、神經…的疼痛都歸屬之，連心臟病，都有風濕性心臟病，這將很多中醫學者的觀念擾亂，其實我們不用去理會西醫的分類法，只要繼續依中醫原理行事，就不會有認知上的混亂。例如依西醫分類，痛風亦是風濕。但在中醫分類，痛風是急性發炎、發熱，對溫度一點也不敏感，它不是風濕而是痹症。

風濕熱引起的風濕性心臟病及關節炎，是免疫力變態反應自體攻擊，在中醫疾病分類亦是痹症，而與風濕無關。

（2）針治關節時，醫者須伸動關節，找出關節縫隙，長針須直入關節腔。

肩、肘、腕三個關節的針刺突入點就在六條經脈交會關節的那六個穴道。

髖關節有居髎、環跳、沖門三個突入點。

膝關節有內、外膝眼及委中三個突入點。

踝關節有解溪、丘墟、水泉三個突入點。

治法是針治最痛的那一點，令整個關節發熱起來，而不用繞著關節針一圈。

手指、足趾關節太過細窄，無法容納針灸針，此時可用擦邊球方式處理，就是定出關節縫隙，由指背處下針（較不痛），針身沿關節縫隙針至指面，如此亦可成功的引來血循集中而局部發熱。

下頷關節是關節突可以前後移動的特殊關節，針治時令患者輕微的張口閉口，找出關節縫隙，由耳門穴前半公分處刺入半寸即可。

針胸肋關節，一般針時關節已經腫大，不過也沒關係，醫者用指甲細細掐找出關節縫隙，下針半寸直入關節腔。

（3）針治本病須交待患者做家庭作業，就是圓形轉動患處關節，請翻閱針灸衛道篇之「運動」，這裡不再重覆。唯胸肋關節的標準運動就是甩手，甩手運動正是使雙肩像鷹翅一樣前後開合，一舉搖動胸肋關節、胸鎖關節及肋椎關節。

（4）關節炎的患者大多存在關節錯位，在關節錯位的情況下去轉動它，將使疼痛加重，所以針治後必須以手法使關節復位，就是伸拔關節。

肩、肘關節：醫者雙手固握患者小臂，輕輕搖動，忽然發力向遠處伸拉，此時會聽到喀噠一聲彈響，而關節復位。

髖、膝關節固握伸拉小腿。腕關節伸拉手部。踝關節伸拉足部。指與趾關節直接伸拉手指與足趾。下頜關節雙手戴手套，大拇指入患者口腔，握牢下臼齒，向下伸拔。胸肋關節用大指向下壓按。

（5）要求病患四肢保溫，保證四肢溫度與體溫相等。一旦發覺手足冰冷須立刻加溫，可以熱水浸泡、電烤、火烤、紅外線加溫……。

保證治癒本病的關鍵，就是關節活動與四肢保溫。

第二十一章　類風濕性關節炎

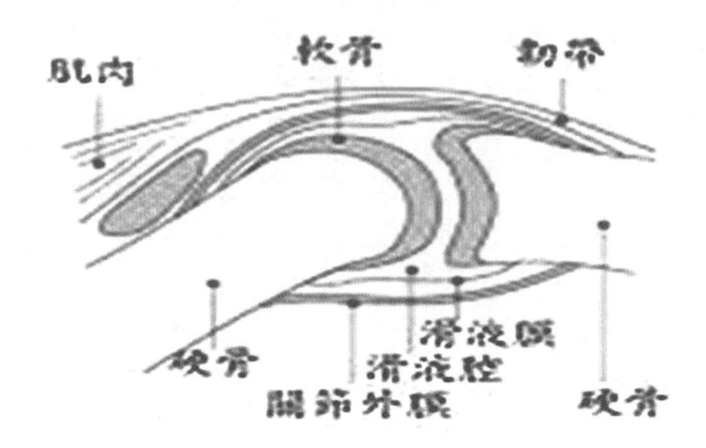

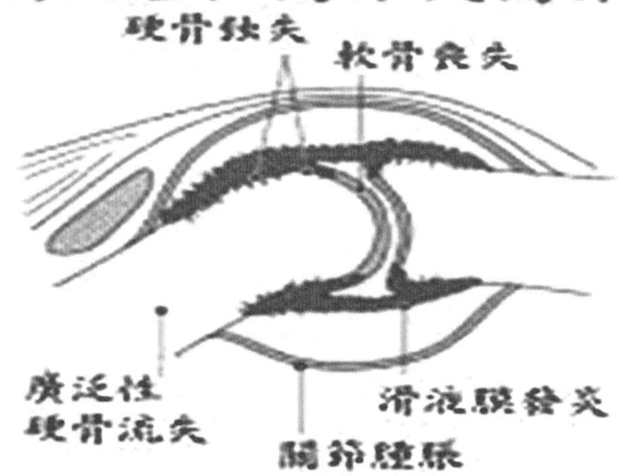

類風濕性關節炎與一型糖尿病、哮喘……一樣是變態反應，是自體免疫力過激而攻擊自身關節。由關節滑膜開始，一直到破壞骨質，使關節畸形，使人殘障。

治療本病亦分標本。治「本」以大腸經曲池穴，胃經足三里穴消除變態反應。以抗衰老五神針消除應激反應。治標則與前一章風濕關節炎完全一樣，疾病攻打到那個關節就針那個關節，不過一定要爭搶黃金治療期，因為本病會造成不可逆轉的關節畸形，一定要在畸形前施治。

針灸是風濕與類風濕關節炎的專治。

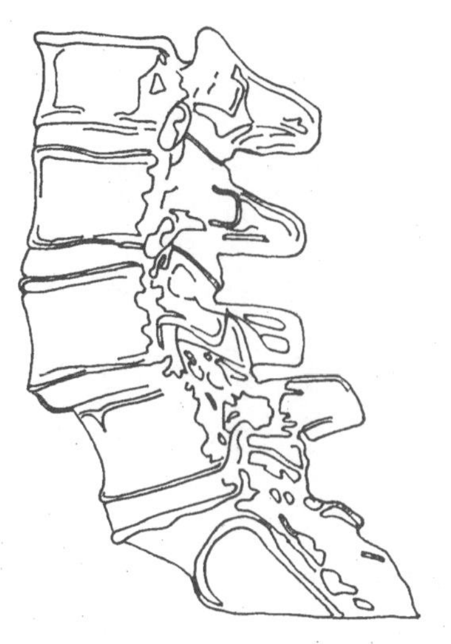
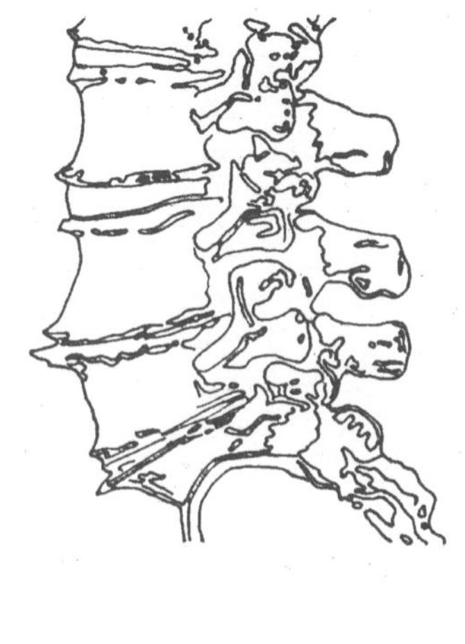

第二十二章　脊椎病

針灸是本病的專治，一般小於5次治癒，療效是一次比一次見好，最多5次停針治癒。但是椎間盤凸出之坐骨神經痛急性發作時，卻有大可能針到第四次時劇痛仍然不緩解，第五次針治忽然完全止痛痊癒。這須事先告知病患。

脊椎有4個彎曲：頸椎前彎、胸椎後彎、腰椎前彎、尾椎後彎。其中前三個彎曲是人類進化到直立行走所必然的進化現象。這3個彎曲也是脊椎最常發生問題的地方。所發生的問題最常見的就是椎間盤退化萎縮及椎間盤凸出。

哺乳動物如牛、馬、狗、羊……除了飲食之外，都是抬頭挺胸的。而人，幾乎一生都是低頭駝背度過的，低頭擁抱、低頭哺乳、低頭掃地、低頭工作、低頭上網…。此類人如果不做脊椎運動，35歲前後必然發生頸、胸椎，萎縮、退化。

頸椎退化，可壓迫神經引起頭暈、視茫茫、耳鳴、心律不整…，不過最常見的是麻、灼、痛上傳頭部，下傳至指尖。

胸椎退化、萎縮，必然造成駝背，而它的起始症狀是有如芒刺在背，而這個芒刺就刺在胸椎的中點，也就是血會膈俞的膈俞穴，請翻閱針灸衛道篇八會穴之血會膈俞。咦！衛道篇不是說睡眠時血不歸肝才會造成退化嗎？這裡怎麼又說是低頭駝背引發的呢？其實，就算是人靜血歸肝，自體修復機能良好，也招架不住35年來天天由早到晚低頭駝背的。

所謂站有站相、坐有坐相，也就是道門所說的立如鬆、坐如鐘，要求脊椎放鬆，身體正直，此時頸椎前彎、胸椎後彎、腰椎前彎這三個彎曲自然顯現。想一想古代沙發—太師椅，坐處平硬，背後一前凸木板正好頂起腰椎向前彎，而將整個身軀推的挺直。而現代沙發大多不向健康姿勢改進，只是追求表面舒適，使人一坐入像癱在沙發上，整個腰椎前彎消失，這也是腰椎退化的原因之一。腰椎退化壓迫脊神經，灼、麻、痛可下傳至足，前傳至下腹。

力由骨出，當骨力不足而強力抬重，將會造成椎間盤脫出。大部份的椎間盤脫出會造成坐骨神經痛，坐骨神經是人體最大最長的神經，它一痛起來是人體難以承擔的劇痛，其痛可比滿清十大酷刑。

針治脊椎病不以穴道下針，督脈與華陀夾脊穴都不要去管它，治法是以大指壓按找出脊椎中線，就是各個脊椎後棘突的連線，在其兩傍各一寸處，仔細按壓，找出痛點，那裡痛，針那裡。以60° 角向中線方向斜刺，腰椎2寸半，頸與胸椎一寸半，針下灼熱。

針治脊椎病經驗談如下：

（1）針灸是本病的專治，其療效遠遠超過地球上一切的療法，一般小於5次治癒。治脊椎退行性病變，療效是一次比一次見好，最多5次停針治癒。椎間盤脫出的坐骨神經痛，前3～4次針治，部份病患完全感覺不到療效，疼痛依舊，到第5次針治時，將忽然完全止痛，治癒停針。

（2）必須掌握好60°角向中線斜刺，尤其在治胸椎時，下針深度不足，針尖達不到炎性反應的神經根，則療效不良。當下針深度到位時，又易刺破肺臟，引發氣胸，造成重大醫療糾紛。時時記好60°角向中線斜刺，如果下針又深又正确，將會刺中脊骨，就對了，只是刺在沒有任何問題的脊骨椎體上，而不會刺到肺臟。

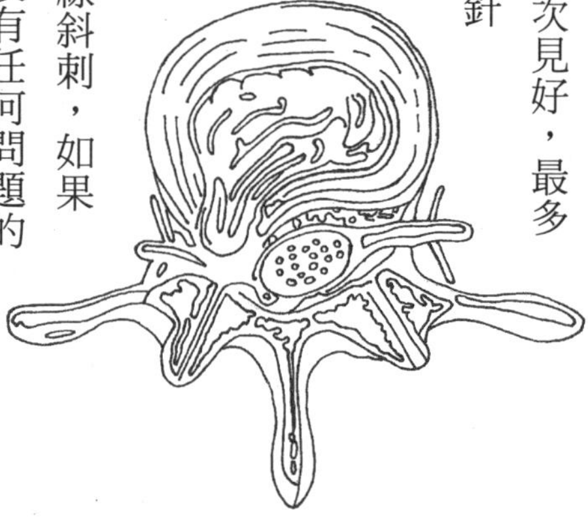

（3）治腰椎間盤脫出，要令病患紮腰帶護腰，直到痊癒。腰帶可以有效的保護腰，避免治療期間一個不小心姿勢錯誤，韌帶迸裂，椎間盤重新脫出。痊癒後3個月不得抬重，記得傷筋動骨100天吧。練少林拳必先用長布帶扎腰，既是此理。

（4）一切脊椎病治後都必須以推拿手法做脊椎復位。頸椎病醫者一手托下巴，一手扶後腦，將頭伸拉旋轉到極限，再輕輕搖頭，猛然發力，將頭再多轉半寸。胸椎病以坐姿搬胸。腰椎病以側臥搬腰。此時可聽到哢嗒一聲彈響，或像連珠炮一般排響，證明脊椎已復位。請記住，只多轉半寸，不要求好心切，手法太重，反而將病患扭傷了。

（5）一切脊椎病治癒後都必須令病患做脊椎運動。脊椎退化不太嚴重的病患，身高會減少2～3公分，經3個月運動脊椎，身高將增高1～2公分。這才是療效的保證。標準的脊椎運動是八段錦中的五癆七傷向後瞧。可是這個動作對於脊椎病患強度太大，不易做到。作者將其分解為三個動作：

1、急症期—令病患平躺屈膝，肩部不動，左右轉動下半身。

2、恢復期—令病患站立，雙手固握前伸，左右搖轉向後瞧。

3、治癒後—令病患直立，以腰為軸，做上身漏斗形平圓轉動。

再過1個月就可做八段錦的五勞七傷向後瞧。八段錦又名崩斷金是岳飛所部橫行天下之百勝雄師的軍中體操，可不是視頻教學的那種像太極操一般軟綿綿的樣子，這需找個好師父學一學。

第二十三章　中風及其後遺症

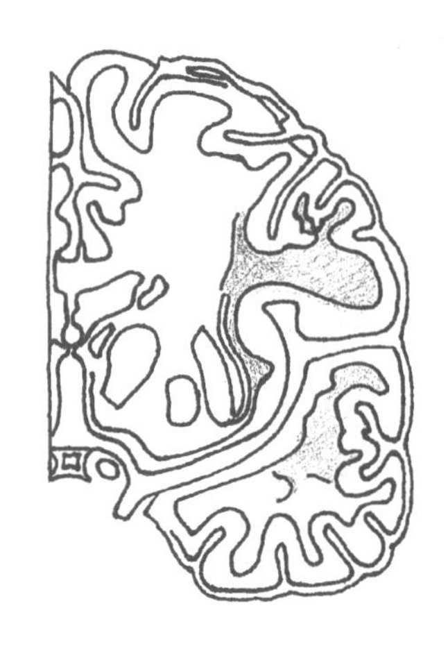

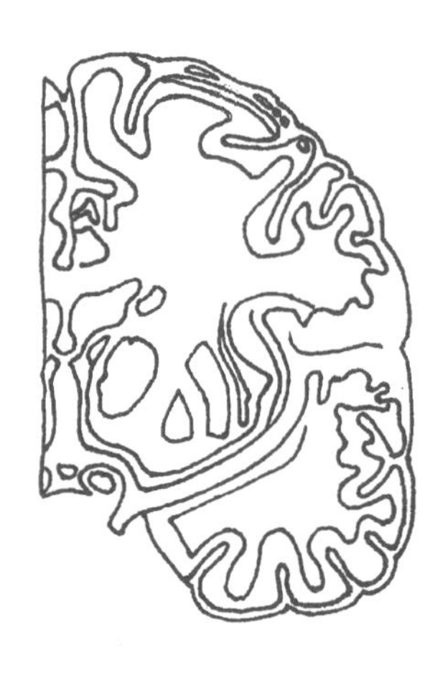

太多病例中度中風後全身癱瘓，用推床推來會診針灸，發病當天針灸，第二天病患就能自己拄拐杖走來。

中風是中醫術語。風從何來？是熱氣團上昇，冷空氣由下方湧入，填補真空之處，於是形成風。在人體亦是大火生風。大火何來？是陰血竭，陽氣化火。陰血竭則五臟六腑之陰皆竭，而其根在腎陰竭。陽氣化火則五臟六腑之陽皆化火，而其最具殺傷力是肝火。肝火生肝風，肝風攻擊腦部經脈中樞就是中風（請翻閱衛道篇第二章）。在陽氣化火而不執行它的功能時，則水液不輸佈而化為痰。於是痰阻經絡則中風後遺症形成。

翻譯成現代話語：

中風的根本原因在衰老及亞健康態（陰血竭）。

血管衰老—瘀塞、炎性反應、弱化、動脈瘤……。

血液衰老—膽固醇、血脂、血糖、血黏度高、血栓、血球血小板異常……。

亞健康態—高血壓、肥胖、循環無力……。

則中風的基本條件終於形成。再加上一點突發因素，則中風發生。突發因素是：大喜、大怒、用力、用力排便、性刺激、過飽……。

針治中風分為急救與後遺症。

（一）急救：

急救分閉症與脫症：

1、閉症—取最痛的穴道下手。一般取穴在人中、湧泉、十指尖，其中十指尖針後放血，每個手指放血一毫升，共十毫升。如此可喚醒深度昏迷而大大降低死亡率。

2、脫症—以五神針為主力。再加上脈診為0的一雙穴道。例如尺脈為0加湧泉，關脈為0加太沖，寸脈為0加尺澤……久久留針，並時時運針，以提補陽氣、陰血。

（二）後遺症：針治中風後遺症分為頸部、面部、上肢、下肢。

1、頸部—風池、風府上傳後腦是一切中風必用穴，始終用之。

2、面部—下關、翳風、地倉透頰車，形成一個圓圈，針下發熱，是面癱必用穴。額眼部必用穴是陽白透魚腰及瞳子髎，針感向針尖前方感傳，並針下發熱。

3、上肢—針肩髃下傳曲池，針曲池下傳合谷，針合谷下傳指尖，始終用之。

4、下肢—環跳下傳至足，陽陵下傳至足，絕骨下傳至足，始終用之。

針治中風及其後遺症經驗談如下：

（1）針灸是中風後遺症的專治，對於中風後遺症，地球上不存在任何一種療法能與針灸並駕齊驅。

（2）中風分為出血型與缺血型，其中只有少見的大出血形成腦疝必須開顱抽血，針灸遠不如神經外科，其他所有的中風急救，針灸存活率均大於西醫，但是由於醫療法律限制，針灸急救後須令病患立刻送院治療，否則就算治癒萬例，只要有一例不幸死亡，醫者將承擔沒完沒了的訴訟程序。請記住—人心不古。

（3）一寸光陰一寸金，寸金難買寸光陰。這就是形容醫者針治中風及其後遺症必須與病魔賽跑的。在國內，海軍總醫院設有針灸科，本院中風的標準治法是病患入院經緊急處理後，立刻用推床推至針灸科會診。病患推至針灸科時均半身不遂或全身癱瘓，不能自行坐、立。經針灸治療後，大多數的病患第二天都能拄著拐杖自己走路前來複診。使作者非常的有成就感。

但是在國外，醫院中不設針灸科，中風病患住入加護病房至少一星期以上，待轉入普通病房時，早已過了黃金治療期，致使針灸療效達不到應到的高度，令人遺憾。

（4）本病對病患的震憾程度，不亞於就地槍決。必須乘機乘勢與病患約法三章，以抗衰老六大平行療法改正不良惡習，病患將會絕對服從，否則以後再發生二次、三次中風，療效將愈來愈差。

（5）對於中風後遺症的療效預測，出血性中風較好於缺血性中風。因為腦血管阻塞，如果阻塞物團塊過大，將口徑中等之血管阻塞密實（粗細約如同鉛筆芯），則下游腦細胞在三分鐘內將完全傷亡殆盡，此時針灸目的在趨勢利導，令其周邊腦細胞代其行事，療效自然無法達到100%，一般治療後，腿、臂肌可運作自如，但手指較精細運作將有缺失，如寫字、手工、繡花……。

但是腦血管破裂，雖然血液溢出，看似可怕，但仍有小量血液繼續前行，留給下游腦細胞一線生機，及時治療，中風後遺症恢復率是100%。

（6）避免在教學醫院做心血管手術。因為主刀教授醫師必須顧及實習醫師觀看，在指導實習醫師時往往拖拖拉拉，手術緩慢，易造成血液凝結，而這凝血團是很大的一塊，掉落入血液循環，終將阻塞腦血管，造成嚴重的缺血性中風，治療這種中風後遺症，至今仍是作者的一大難題。

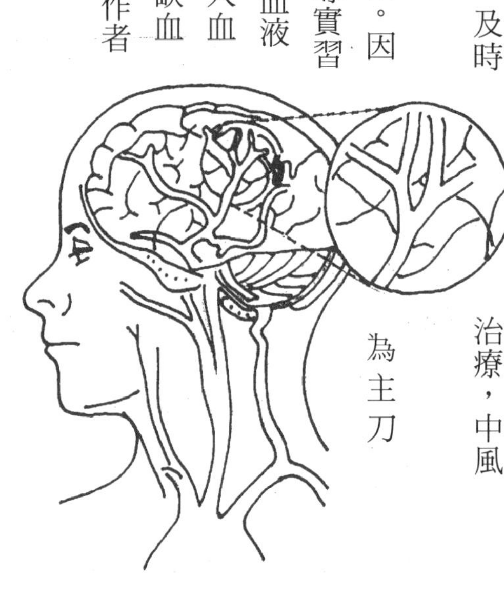

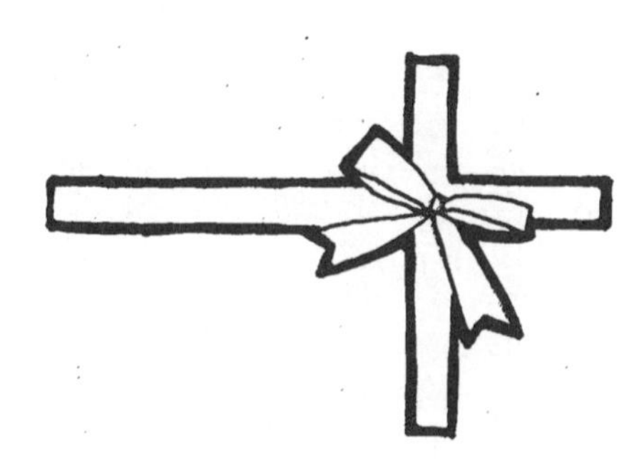

結束語

前面介紹了23個疾病治法，讀者應可體會出針灸治病的思維方式，而舉一反三，以相同的思維方式，治盡天下萬千病種。這就是道門：道生一、一生二、二生三、三生萬物，的思路系統。也就是老子云：治大國若烹小鮮的根本涵義。

中醫與西醫都是為病患服務的。它們最根本的不同處在於：

中醫理論亂糟糟，而治法卻絕對單一。

西醫理論絕對單一，而治法卻亂糟糟。

中醫理論一下子以丹道為本，一下子以巫為本，一下子以地域氣候為本，一下子以中醫解剖學為本……。太過於多元化了，根本是亂七八糟。而其治療最終都要追溯到陽氣與陰血，就是天賦的生命力、免疫力。所以很多不同的病，治法卻完全相同。具有強大的單一性。

西醫理論以細菌、細胞為本。對待任何疾病，最終都要追溯到細菌，細胞。具有強大的單一性。而其治療卻是亂七八糟。

以神經衰弱為例：

頭痛有止痛藥、頭暈有抗暈藥、失眠有安眠藥、煩燥有鎮靜劑、沒情緒有振奮劑……這到底是治病還是給與症狀安慰？夠亂了嗎？還沒完呢，說不定病患還會被要求會診心理科、精神科、神經科、內分泌科、新陳代謝科……。沒準還要做個神經阻截的小外科手術。

這一切亂七八糟的治法，在中醫湯劑只以八珍湯提補陽氣陰血。在針灸只以五神針固本培元。始終用之。湯劑十劑治癒（請回頭溫習一下第7章中醫湯劑），針灸五針治好，就這麼簡單。

很多人認為針灸只能止痛，這是不了解針灸，止痛只是針灸隨手治好的小症，真正大病則需排列治療計畫，經五至十二次針治才能完成治療。如糖尿病、心梗死、中風、腎炎……。

現代科學要求單一性，所以有些專家認定中醫是偽科學。作者拜託專家多讀些書再做評論。由中醫理論明顯可看出歷史痕跡。中醫理論由石器時代的道門丹道醫，走入群居部落的巫醫，再走入農業時代的七情六淫醫，再走入文明開化時代的六經辨症醫，再走入後世的臟腑辨症醫……。中醫將它們全數保留。

它不因有了傷寒論而拋棄黃帝內經，不因有了本草綱目而拋棄神農本草經。就是這些歷史累積的因素，使得中醫理論複雜化。我們不應見了這些歷史遺跡而認定中醫是偽科學。中醫的強項、專治你假裝看不見，非要拿它一萬年前巫醫時代的八卦五行，金木水火土，來大作文章砥毀之、攻擊之，這是在玩穿越時空嗎？這太不學無術了吧。

大運河承載了中國千年的主幹交通脈動。批評中醫是偽科學就如同批評隨煬帝是大笨蛋，修什麼大運河，勞民傷財的。修一條高架鐵路不是更好？又方便又快捷，又能與現代科學接軌。

現代的西醫每個病症都有藥去應對，萬千病種有萬千藥物。這亦是現代人習以為常的觀念，想當然的認為，針灸每個病症亦應有專門特效穴去應對。經常有此地針灸醫師帶病患，或是自己假裝病患前來作者的針灸醫院偷師，要探知作者倒底用什麼特效穴位能治好哮喘、高血壓、不孕、糖尿病……這些群醫束手的病症。結果全部無功而返，因為根本沒有特效穴，統統用5神針加減治癒，令他們百思不得其解。這個百思不得其解正是時下中醫學子的通病，亦是中醫沒落的主因。

因為現代的中醫院校都是用西醫的思維方式去教學中醫，學子須背誦一大堆什麼方劑治什麼病，什麼穴位治什麼病……這是不行的，必須換成以中醫的思維方式去學習中醫：以何為標，以何為本，固本培元，標本兼治。否則學到的是廢物醫學，療效太差。

日本武士道精神源起於中國士大夫氣節，日本建軍全盤西化，並抓著武士道精神引入軍中。中國當時建軍亦是全盤西化，卻拋棄士大夫氣節，只關注洋槍、洋炮、洋艦。沒有氣節的軍隊是沒有靈魂的，之後的歷史就不用多說了。這個「精神」、「氣節」就是思維方式。作者寫作本書的目的，根本不是手把手的教讀者學習針灸，而是要打破讀者的習慣思路，不破不立，而重新建立中醫的思維方式。如同將士大夫氣節引入軍中，而造就未來的中國針灸團隊，致使中醫針灸療效無敵於天下。

中醫叢書 01

針灸衛道去邪

作　　者：劉仲軒
美　　編：諶家玲
封面設計：諶家玲
執行編輯：張加君
出 版 者：博客思出版事業網
發　　行：博客思出版事業網
地　　址：臺北市中正區重慶南路1段121號8樓14
電　　話：(02)2331-1675或(02)2331-1691
傳　　真：(02)2382-6225
E—MAIL：books5w@gmail.com
網路書店：http://bookstv.com.tw/
http://store.pchome.com.tw/yesbooks/
博客來網路書店、博客思網路書店、
華文網路書店、三民書局
總 經 銷：成信文化事業股份有限公司
電　　話：(02)2219-2080
劃撥戶名：蘭臺出版社　帳號：18995335
香港代理：香港聯合零售有限公司
地　　址：香港新界大蒲汀麗路36號中華商務印刷大樓
C&C Building, #36, Ting Lai Road, Tai Po, New Territories, HK
電　　話：(852)2150-2100　　傳真：(852)2356-0735
總 經 銷：廈門外圖集團有限公司
地　　址：廈門市湖裡區悅華路8號4樓
電　　話：86-592-2230177
傳　　真：86-592-5365089
出版日期：2016年8月 初版
定　　價：新臺幣360元整（平裝）
ISBN：978-986-5789-97-8

國家圖書館出版品預行編目資料

針灸衛道去邪 / 劉仲軒 著 --初版--
臺北市：博客思出版事業網：2016.8
ISBN：978-986-5789-97-8（平裝）

1.針灸 2.經穴
413.91　　105005417

中醫叢書 01